中医脾胃病学术经验集

主　审　劳绍贤

主　编　胡　玲　刘凤斌

副主编　陈更新　马剑颖　张诗军　李茹柳

编　委　（以姓氏笔画为序）

马剑颖　庄昆海　刘凤斌　劳绍贤　李丹艳

李茹柳　杨云英　杨胜兰　张云展　张向菊

张志敏　张诗军　陈　昀　陈更新　陈晓刚

陈瑞芳　林　坚　林传权　周　正　胡　玲

龚　琳　常　东　蔡佳仲

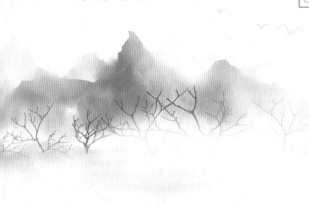

人民卫生出版社

图书在版编目（CIP）数据

劳绍贤中医脾胃病学术经验集/胡玲，刘凤斌主编
.—北京：人民卫生出版社，2020

ISBN 978-7-117-29789-9

Ⅰ．①劳…　Ⅱ．①胡…②刘…　Ⅲ．①脾胃病 – 中医
临床 – 经验 – 中国 – 现代　Ⅳ．①R256.3

中国版本图书馆 CIP 数据核字（2020）第 023238 号

人卫智网	www.ipmph.com	医学教育、学术、考试、健康，购书智慧智能综合服务平台
人卫官网	www.pmph.com	人卫官方资讯发布平台

劳绍贤中医脾胃病学术经验集

主　　编：胡　玲　刘凤斌
出版发行：人民卫生出版社（中继线 010-59780011）
地　　址：北京市朝阳区潘家园南里 19 号
邮　　编：100021
E - mail：pmph @ pmph.com
购书热线：010-59787592　010-59787584　010-65264830
印　　刷：保定市中画美凯印刷有限公司
经　　销：新华书店
开　　本：710×1000　1/16　印张：10　插页：4
字　　数：169 千字
版　　次：2020 年 3 月第 1 版　2020 年 11 月第 1 版第 2 次印刷
标准书号：ISBN 978-7-117-29789-9
定　　价：55.00 元

打击盗版举报电话：**010-59787491**　　**E-mail：WQ @ pmph.com**
质量问题联系电话：010-59787234　　E-mail：zhiliang @ pmph.com

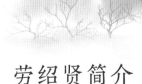

劳绍贤简介

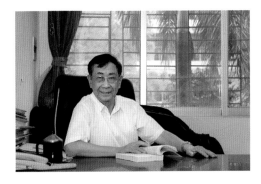

劳绍贤教授，男，湖南长沙人，1937年6月出生，广州中医药大学教授、主任医师，博士研究生导师；长沙"劳九芝堂"中医世家第十代传人，1956年就读于广州中医学院（现广州中医药大学），是该校首届毕业生；1962年毕业后即在广州中医学院附属医院内科从事临床工作，50余年来一直坚持在临床第一线，曾受教于岭南著名医家刘赤选、邓鹤芝、陶葆荪、邓铁涛、钟耀奎等教授，并于1962年在广东省委书记区梦觉同志的亲自主持下拜邓铁涛为师，是首届国医大师邓铁涛教授的嫡传大弟子；同时也是我国中医脾虚证、脾胃湿热证和中医药防治胃癌癌前病变现代研究的开创者之一。1992年起享受国务院政府特殊津贴；1993获"广东省名中医"称号；1997年获"八五"期间广东省"优秀中医药科技工作者"；2004年获广东省"南粤优秀教师"称号；2008年起担任第四批"全国老中医药专家学术经验继承工作指导老师"，并于2013年被国家中医药管理局评为"优秀指导老师"。2011年国家中医药管理局批准组建"劳绍贤全国名老中医传承工作室"。2018年获中华中医药学会脾胃病分会"中医脾胃病学科建设与学术发展突出贡献专家"称号；2019年获中国中西医结合学会消化系统疾病专业委员会"重大贡献奖"。

劳绍贤教授长期从事脾胃病证研究，参与著名中医脾胃专家王建华教授主持的国家科委"七五"攻关项目"脾虚证证候发生机制的研究"，在国内最先参与拟定中医行业脾虚证的临床诊断标准；与王建华教授通力合作，发现脾虚患者酸刺激后唾液淀粉酶活性下降，成果得到同行的认可，1993年卫生部颁布的《中药新药临床研究指导原则》将该指标列入脾虚证诊断标准辅助参考指标,是为数不多得到政府部门认可的证候研究指标。作为第二完成人参与的"脾虚证辨证论治的系列研究"获 2000 年国家科技进步奖"二等奖",是迄今为止国内脾胃病证研究获得的最高水平标志性成果之一;2007 年参与"中医脾 – 线粒体相关理论的临床与实验研究",获广东省科学技术进步奖一等奖。作为全国组长单位负责人,主持了国家科委"八五"攻关项目"中医药防治胃癌癌前期病变的临床与实验研究"。劳教授还主持了国家自然科学基金"脾胃湿热证与水通道蛋白表达及胃肠微生态关系的研究";并主要参与了 3 项国家自然科学基金和 1 项"十一五"支撑计划项目分支课题——"关于慢性胃病脾胃湿热病证以及胃癌癌前病变由良性到恶性演变的研究"。几十年来,始终以中医药理论为指导,把握科学发展脉搏,在脾胃病证研究领域取得了丰硕成果。

劳绍贤教授于 1987 年起任硕士研究生导师,1995 年起任博士研究生导师,至今已培养 24 名硕士研究生和 25 名博士研究生;临床擅长岭南脾胃湿热病证和胃癌癌前病变、胃肠息肉等疑难疾病的中医诊治。在工作中坚持临床、科研、教学相结合,将科研成果转化为生产力造益于社会。中药新药"胃痞消颗粒""胃热清胶囊"转让给相关中药厂,均获得国家新药证书;"肠炎安片"作为广州中医药大学第一附属医院院内制剂也获得较好的社会和经济效益。劳绍贤教授积极投身社会活动,曾兼任三届卫生部和国家、广东省药监局药品评审委员,中国中西医结合学会消化系统疾病专业委员会常务委员、顾问、终身荣誉委员,中华中医药学会脾胃病分会常务委员、顾问,广东省中医药学会首届消化病专业委员会名誉主任委员以及第二届中医药学会中药临床药理学会委员。

"老骥伏枥,志在千里",劳绍贤教授如今已年逾八旬,为振兴和发展中医事业、培养中医人才,仍信心满满地战斗在中医和中西医结合临床、科研、教学的第一线,堪当吾等后辈之楷模!

(胡玲 刘凤斌)

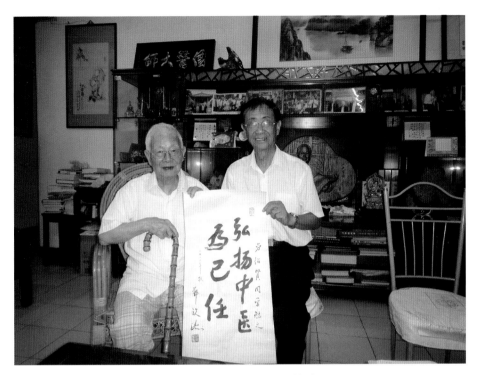

国医大师邓铁涛教授题词勉励

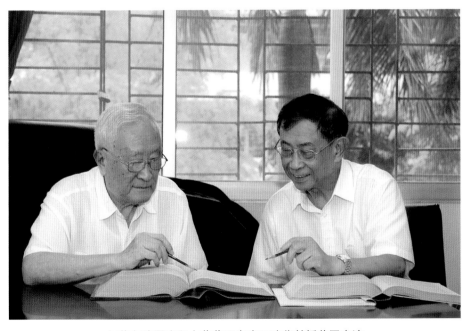

与著名脾胃病和中药药理专家王建华教授共同交流

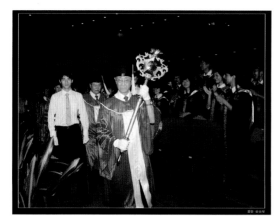

担任广州中医药大学学位授予仪式首位权杖教授

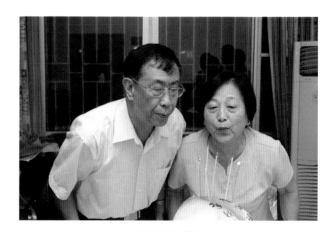

伉俪福寿美满

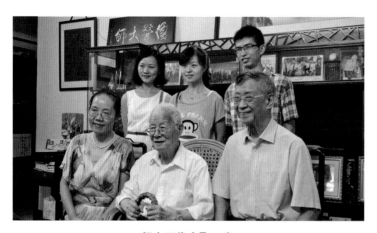

师生四代喜聚一堂

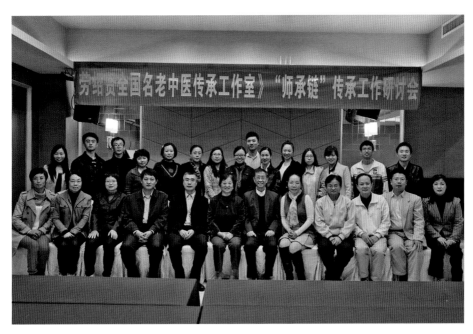

学术传承桃李芬芳

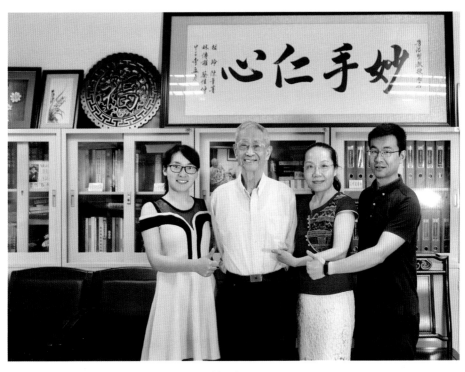

妙手仁心

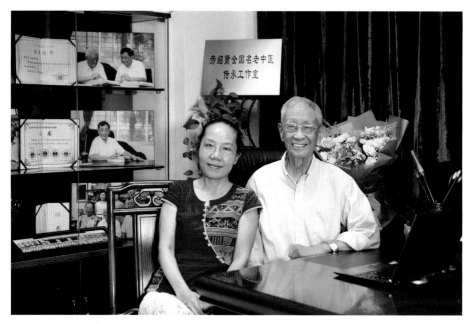

师徒二人研究国家中医药管理局"全国名老中医传承工作室"建设工作

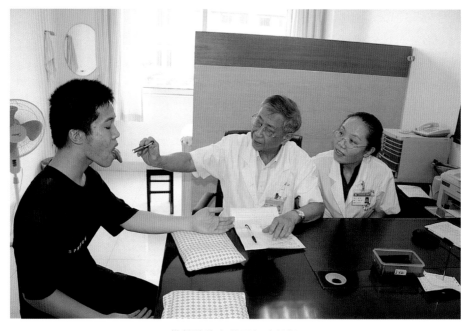

带教嫡传大弟子胡玲教授

邓铁涛序

"学我者，必须超过我"，乃是 20 世纪 90 年代初在北京人民大会堂全国名老中医药专家学术经验继承拜师大会上，我代表全体名老中医提出的口号；作为老一辈的中医工作者，我们决心将自己所拥有的知识毫无保留地传递给后生之辈，希望心爱的学生们能超过我们。今天，喜读《劳绍贤中医脾胃病学术经验集》一书，我十分欣慰地感到自己当初的愿望业已实现，昔日的弟子渐已成为今天中医事业振兴和发展的一代津梁，何不乐哉！

绍贤君是广州中医学院 1956 级首届大学生，1962 年毕业留校，是我的嫡传大弟子。记得是 1962 年在广州东方宾馆拜的师，由当时的广东省委书记区梦觉同志亲自主持拜师仪式。一晃五十多年不知不觉地过去，风雨沧桑、岁月流逝，师徒能一直很好地相处至今且都健在者可谓寥寥无几，我与绍贤君、绍贤君与我均感幸甚缘深。

绍贤君自 1975 年初春开始即与全国著名的中药药理学和中西医结合脾胃学专家、我校脾胃研究所首任所长、终身教授王建华先生等一起组建了广州中医学院脾胃研究室（即现在的脾胃研究所），一直从事中医脾胃的研究至今已有四十多个年头；早期以李东垣"火与元气不两立"学说理论为指导，从慢性低热患者入手进行脾胃学说的研究工作，经过长期潜心的研究和探索，厚积薄发，在脾虚证、脾胃湿热证和胃癌癌前病变等重大课题研究方面，成绩斐然，为振兴中医及中医理论的现代化研究做出了巨大贡献；绍贤君是第四批全国老中医专家学术经验继承工作"优秀指导老师""广东省名中医"，2011 年国家中医药管理局批准组建"劳绍贤全国名老中医传承工作室"，由我的大徒孙、脾胃研究所第三任所长胡玲教授担任该传承工作室的负责人。

绍贤君不仅在脾胃学说研究领域潜龙在渊，全心搞学术、锲而不舍，终成一代名师名医，而且也培养出一批中医学、中西医结合的精英人才。他的精心指导下，数十名硕士、博士研究生已经毕业并活跃在全国多省市中医和中西医结合的医、教、研及管理等重要岗位，涌现了一批业绩突出、年富力强的专家学者，形成了一支人才济济、思想活跃的学术队伍，绍贤君也成为他们的领军人物，自始至终都亲力亲为地走在前头。

中医振兴靠的是人才，特别是 21 世纪的栋梁之才。如何才能更好地将今天的青年中医培养成为中医之栋梁？依我看可以从绍贤君这一代人身上总结经验、找出规律，从而为青年人指出一条成功的路了。首先，必须有扎实宽广的理论基础，中医的根在四大经典，《黄帝内经》是理论源头；我认为应该大力加强中医理论学习，对《伤寒》《金匮》等经典名著及历代医家的各家学说进行大温课、下一番苦功夫。绍贤君在脾胃研究领域硕果累累，可以说是得益于东垣脾胃论及火与元气不两立学说的指导；问渠那得清如许，为有源头活水来；没有继承，何来发扬？唯有根深，才能枝繁叶茂，大树参天！其次，通过传统"师带徒"人才培养模式，跟师临证学习，不仅使老师的学术得以传承，且学生也可少走弯路；另一方面，学生们经过老师指点加上本身知识结构的优化与聪明才智，又可以弥补老一辈现代知识的相对缺憾与不足，教学相长、相得益彰，犹如长江后浪推前浪，一浪更比一浪高。

中医的强大生命力在于临床，我始终认为，无论搞教学还是搞科研都不能脱离临床，真知灼见源于实践，又必须经过实践的反复检验与凝练方能有所提高。从绍贤君五十余年的成才之路可以看到，其中很重要的一条便是教学、科研、临床三者的紧密结合使之在国内的中医和中西医结合脾胃消化学术界如鱼得水、游刃有余，终成驰名全国的专家学者，也成就了今天内涵深厚的《劳绍贤中医脾胃病学术经验集》。目前振兴中医战略的重点在于培养真正的中医人才，希望青年的一代要以绍贤君等辈为楷模，中医药之振兴全靠你们，希望寄托在你们的身上！

应绍贤君之邀，欣然命笔，乐为之序。

2018 年 10 月

唐旭东序

欣闻《劳绍贤中医脾胃病学术经验集》付梓在即,此乃中医脾胃病学研究领域的喜事!本人有幸先睹为快!

劳绍贤教授是我国著名中医脾胃病专家,先得家学真传,后经高等教育,再获大师指点。因此,劳教授是少有的集家学、师承、高校学习于一身的老一辈中医专家,也由此造就了劳教授既继承传统又不断创新的学术特点。

脾胃病证研究是中医证候现代研究中起步早、起点高、成就大、影响广的研究领域,劳绍贤教授是国内该领域的重要开创者之一,在广州中医药大学脾胃研究所首任所长王建华教授的带领下,为深化中医脾胃研究殚精竭力,开拓创新,贡献突出,是我们晚辈敬仰的一代大家!

本人因全国行业专业学会工作、胃肠专病研究等原因与劳绍贤教授有数十年的交往经历,劳教授多年来一直积极参与中华中医药学会脾胃病分会以及中国中西医结合学会消化系统疾病专业委员会的学术交流工作,是这两个全国专业委员会的常务委员、顾问和终身荣誉委员,多次在相关学术会议和青年培训班上进行学术交流与经验传授,深受欢迎,令中青年医师和学者收获颇丰。在劳教授的引领和培养下,胡玲教授、刘凤斌教授等弟子已是全国行业内中医、中西医结合消化病领域专业学会的高水平知名专家,成为专业领域的中坚力量。

劳绍贤教授科学研究认真严谨,临床实践精诚为医,待人处事谦逊儒雅,年事虽高仍坚守在临床与教学一线,近年来携弟子积极总结数十年的临床经验与科研心得,遂成《劳绍贤中医脾胃病学术经验集》一书,该书系统介绍了劳教授的成长经历、学术思想、临床经验、医案医话,乃劳教授数十年的心血结晶,既是我们了解老一辈心路历程的窗口,也是年轻一代学习做人做事的上佳范本,有着重大的临床诊疗指导价值。该书文笔朴实,通俗易懂,内容丰富,实用性强,值得一读。

劳绍贤教授年逾八十仍精勤不倦、埋头耕耘,实乃吾辈与年轻医师学习之楷模!"春归乔木浓荫茂,秋到黄花晚节香",先生之风,高山景行,先生之学,薪火相传,爱为之序,亦慰吾心。

张旭东

2019 年 5 月于京华

目 录

第一章 学术渊源 …………………………………… 1

    一、幼承庭训,家学渊博 …………………………… 1

    二、师从邓老,实践为先 …………………………… 1

    三、博采众长,勤研医术 …………………………… 2

    四、脾胃名家,业内扬名 …………………………… 4

    五、医德高尚,无私奉献 …………………………… 6

    六、教书育人,桃李芬芳 …………………………… 6

第二章 学术思想 …………………………………… 8

  第一节 祛湿以运脾 清热以防变 …………………… 8

    一、内外合因,天人相应 …………………………… 8

    二、脾胃失调,湿热蕴生 …………………………… 9

    三、分解湿热,重在祛湿 …………………………… 9

    四、祛湿运脾,湿便易化 …………………………… 9

    五、瘀毒互结,清热防变 …………………………… 10

  第二节 证为本 病为枢 症为标 ………………… 10

    一、临证思维的一般过程 …………………………… 11

    二、现代中医临证思维的核心 ……………………… 11

    三、临证思维中应注意的问题 ……………………… 13

第三章 临床经验 …………………………………… 14

  第一节 胃食管反流病的诊治经验 ……………… 14

一、病因病机 ……………………………………………………… 14

二、分证施治 ……………………………………………………… 14

三、临证体会 ……………………………………………………… 15

第二节　慢性萎缩性胃炎、胃癌癌前病变的诊治经验 …………… 16

一、脘痞疼痛之症,治以通降为顺 ……………………………… 16

二、胃脘痞痛日久,治当固本调血 ……………………………… 17

三、临证辨证施治,病证症宜并举 ……………………………… 17

第三节　消化性溃疡的诊治经验 ……………………………………… 18

一、病位不离肝脾胃,病机多及瘀和热 ………………………… 18

二、中医辨证分型和溃疡局部病灶的病理阶段与炎症程度有着

　　密切的关系 ……………………………………………………… 19

三、治则遣方以健脾疏肝为基础,但化瘀清热贯穿于始终 ……… 19

第四节　肠易激综合征的诊治经验 …………………………………… 21

一、临床表现 ……………………………………………………… 21

二、治疗特点 ……………………………………………………… 21

第五节　溃疡性结肠炎的诊治经验 …………………………………… 22

一、病因病机 ……………………………………………………… 23

二、分期论治 ……………………………………………………… 23

三、个体化治疗 …………………………………………………… 24

四、善后调护 ……………………………………………………… 25

第六节　慢性肝炎的辨治经验 ………………………………………… 25

一、临证思路 ……………………………………………………… 25

二、慢性肝病基本治法 …………………………………………… 28

三、肝炎病后调理 ………………………………………………… 30

第七节　基于脾胃"治未病"辨治经验 ………………………………… 31

一、未病先防,顾护脾胃 ………………………………………… 31

二、已病防变,调其脾胃 ………………………………………… 32

三、瘥后防复,实其脾胃 ………………………………………… 32

第四章　医案举隅 ………………………………………………………… 33

第一节　脾胃病类医案 ………………………………………………… 33

第二节　其他类医案 …………………………………………………… 69

第五章　医论医话 ……………………………………………… 86

第一节　脾虚证研究的思路和方法探讨 ………………………… 86
　一、统一辨证标准 ……………………………………………… 86
　二、多指标合参 ………………………………………………… 87
　三、形态与功能的结合 ………………………………………… 87
　四、多指标与症状体征的相互联系 …………………………… 88
第二节　加强脾胃湿热证研究揭示中医脾胃的本质 …………… 88
第三节　中医药治疗吞酸症特色 ………………………………… 90
　一、病因病机 …………………………………………………… 90
　二、辨证治疗 …………………………………………………… 91
第四节　仲景经方在慢性胃肠疾病临证中运用的体会 ………… 92
　一、四逆散 ……………………………………………………… 92
　二、理中汤 ……………………………………………………… 93
　三、旋覆代赭汤 ………………………………………………… 93
　四、麻子仁丸 …………………………………………………… 93
第五节　治胀以理气为要　除满以降逆为先 …………………… 93
　一、理气降逆的重要性 ………………………………………… 94
　二、临床体会 …………………………………………………… 94
第六节　健脾疏肝化瘀清热法治疗消化性溃疡 ………………… 95
　一、脾虚、肝郁与溃疡病的发病机制 ………………………… 95
　二、溃疡病局部炎症与辨证论治的关系 ……………………… 95
　三、健脾疏肝化瘀清热的使用特点 …………………………… 96
　四、健脾疏肝化瘀清热与抗溃疡药理效应 …………………… 96
第七节　清浊安中汤治疗慢性浅表性胃炎脾胃湿热证 ………… 97
　一、病因病机 …………………………………………………… 97
　二、慢性浅表性胃炎脾胃湿热证诊断标准的建立 …………… 98
　三、脾胃湿热证基本治法和常用药物 ………………………… 98
　四、清浊安中汤治疗慢性胃炎脾胃湿热证的临床观察 ……… 98
第八节　痛泻要方治疗肠易激综合征（IBS） …………………… 99

一、IBS腹痛、排便特点 ·················· 99
二、关于IBS治疗探讨 ··················· 100
第九节　石菖蒲应用经验 ················ 101
一、石菖蒲药性及功效主治 ·············· 101
二、劳绍贤临证配伍运用石菖蒲治疗临床诸症 ·· 101
第十节　劳绍贤学习邓铁涛补中益气汤运用经验心得 ·· 103
第十一节　脾胃与体质的关系 ············· 104
一、脾胃是体质形成的基础 ·············· 104
二、脾胃影响体质的变化发展 ············· 105
三、脾胃湿热证与体质的关系 ············· 106
第十二节　劳绍贤岭南药运用经验 ··········· 107
一、清热利湿止痛类 ·················· 107
二、清热利湿止泻类 ·················· 108
三、健脾强筋类 ···················· 109
四、消积化滞类 ···················· 109
五、利咽消肿类 ···················· 110
六、温经通络类 ···················· 110
七、清热解毒利胆类 ·················· 111
八、其他类 ······················ 111
第十三节　劳绍贤常用药对 ·············· 112

第六章　学术传承 ···················· 117

第一节　跟师心得 ··················· 117
一、胡玲学习劳绍贤诊治脾胃湿热病证经验心得 ·· 117
二、常东学习劳绍贤诊治脾胃病学术思想体会 ··· 123
三、张诗军学习劳绍贤运脾调肝法学术思想心得 ·· 125
四、陈更新学习劳绍贤治疗脾胃病经验心得 ····· 128
五、陈晓刚学习劳绍贤临床用药经验心得 ······ 130
六、林坚学习劳绍贤治疗发热临床经验心得 ····· 132
七、杨胜兰学习劳绍贤诊治难治性胃脘痛经验心得 ·· 134
八、张志敏学习劳绍贤诊治脾胃病经验心得体会 ·· 137

第二节　劳绍贤教授师承链下主要弟子成就列举…………… 139

一、胡玲 ………………………………………………… 139

二、唐纯志 ……………………………………………… 140

三、冯春霞 ……………………………………………… 140

四、常东 ………………………………………………… 141

五、欧阳宏 ……………………………………………… 141

六、张诗军 ……………………………………………… 142

七、付肖岩 ……………………………………………… 142

八、陈更新 ……………………………………………… 142

九、吕冠华 ……………………………………………… 143

十、江月斐 ……………………………………………… 143

十一、韦嵩 ……………………………………………… 143

十二、李合国 …………………………………………… 144

十三、梅武轩 …………………………………………… 144

十四、马剑颖 …………………………………………… 145

十五、陈晓刚 …………………………………………… 145

十六、林坚 ……………………………………………… 145

十七、杨俭勤 …………………………………………… 145

十八、崔娜娟 …………………………………………… 146

十九、杨胜兰 …………………………………………… 146

二十、陈瑞芳 …………………………………………… 147

二十一、张志敏 ………………………………………… 147

二十二、彭林 …………………………………………… 148

二十三、骆云丰 ………………………………………… 148

附录：劳绍贤教授培养的博士、硕士研究生及临床跟师

**　　人员名录** …………………………………………… 149

第一章　学术渊源

一、幼承庭训，家学渊博

劳绍贤教授出生于中医药世家，是具有300多年悠久历史的长沙"劳九芝堂"（即今之"九芝堂"）中医药世家第10代传人。"九芝堂"由劳氏先祖劳澄创建于清康熙二年（公元1663年），誉满中外。劳教授自幼生活在"九芝堂"，初步接触了中药炮制和中医药治病的方法，认识到中医药神奇的疗效，从此萌发了从医治病救人的宏愿。

"九芝堂"为长沙坡子街八大商家之一，常在年终时派发赈灾米票，每月初一、十五，药铺将治疗风湿病、关节炎的附桂紫金膏半价出售给贫困的渔工、排工等，药铺门庭若市，深受劳苦大众的欢迎。劳教授在"九芝堂"为民造福的善举感召下，从小就心地善良，树立了济困解难、扶危救厄的信念。

"九芝堂"医药世家经久不衰，与历代劳氏家族重视文化修养、人才辈出密不可分。劳教授的父亲劳端生，是"九芝堂"近代一位颇具影响的人物，在行业中有极高威望。他自幼饱读诗书，在九芝堂拜师学艺4年后，就读于湖南国医专科学校，毕业后悬壶济世，熟谙制药之道。劳教授天资聪慧，在"九芝堂"渊博家族文化的熏陶下长大，自幼耳濡目染；在父亲、兄长的谆谆教诲和影响下，继承了家族的优良传统，坚定地走上了弘扬国粹、济世救人的学医之路。

二、师从邓老，实践为先

劳教授1956年考入广州中医学院，经过6年的学习，因品学兼优而留校工作。1962年9月，当时已是岭南名医、广东省政府首批"广东省名老中医"，如今已成为"国医大师"中医泰斗的邓铁涛教授选中了劳绍贤，在由广东省委书记区梦觉亲自主持的广东省首批中医师带徒大会上，劳绍贤正式拜邓铁涛教授为师，成为邓老的开门嫡传大弟子；这是劳教授在家族影响下坚定从事中医事业最为关键的一步，也是劳教授师承邓老学术思想和经验的开始。

师从邓老以后，劳教授系统学习《伤寒论今释》《温病条辨》《温热经纬》《医林改错》等著作，并积极参与学校"医史馆"的筹办，对中医发展史和各家学说的理论精髓有了深入了解，为提高学术修养，寻求古训、博采众长奠定了良好基础。邓老认为中医学强大的生命力在临床，真知灼见源于实践。因此，劳教授还每周随邓老一起去解放军157医院会诊，深得邓老的口传心授，同时还参与157医院内科、传染科和儿科等的中医临床诊治工作，也得到邓老在业务上的指导。"文革"期间，劳教授跟随邓老在广州中医学院附属医院内科病房工作，当时病房中的住院病人大多罹患的是一些危重疑难病，如冠心病、高血压病、血液病、慢性肾炎、肝硬化腹水、硬皮病和恶性肿瘤等。针对这些疑难重症，邓老运用中药内服外敷、配合针灸等多种中医治疗方法，常能取得良好效果；而劳教授在跟随诊治过程中，专业能力得到了很大提高。通过多年的跟师，劳教授的中医理论和临床经验得到了迅速提高。此后几十年来，师徒之间一直保持着密切的联系。邓老的著作每次发行，总会送给劳教授一册；劳教授每每在临床中有了新的体会，总会问道于邓老。邓老的长期指导对劳教授学术思想的形成起着重要作用，主要体现在以下几个方面。

1. 在中医各家各派学说中，邓老特别推崇李东垣脾胃学说、王清任气血相关学说。劳教授从事脾胃学说研究深受邓老"五脏相关，以脾胃为中心""调理脾胃以安五脏""治五脏可以调理脾胃"核心学术思想的影响，同时在治疗难治性脾胃疾病时，特别注重"久病不愈，非痰则瘀"，注重活血化瘀、调理气血药物的使用。

2. 邓老诊治疾病不抱门户之见，注重伤寒与温病的相辅相成。劳教授遵循邓老的指引，对伤寒与温病客观看待，兼收并蓄，在临床实践中根据患者体质、发病季节与疾病特点灵活运用六经辨证和卫气营血辨证。

3. 劳教授能认真学习邓老在望诊、切诊方面的一些经验与体会，尤其四诊合参的方法，为熟练掌握中医辨证规律、处理临床多类疾病、进行中医证候标准化研究和参加卫生部《中药新药临床研究指导原则》编写工作打下了扎实基础。

4. 邓老重视岭南医学特色，劳教授较好地继承了这一观点，认为在广东行医须重视本地区气候、饮食、发病的特点，灵活运用经方、时方和验方，且特别善于运用本地中草药，以提高临床治疗的效果。

三、博采众长，勤研医术

劳教授对医术精益求精，善于吸取历代名家的精华，在精研《黄帝内经》

《难经》《伤寒杂病论》《温病条辨》等经典著作的基础上,学术思想秉承李东垣、叶天士、薛生白、王清任等之说。劳教授一直在中医学院和附院工作,学校里还有很多名老中医,因此,在邓老高风亮节的指引下,劳教授除师承于邓老外,还有机会学习更多老专家的经验,先后直接或间接学习到多位近现代岭南名医的经验。如岭南伤寒学派名医邓鹤芝(邓铁涛的老师)老先生,运用吴茱萸汤、桂枝汤、大建中汤等伤寒方具有独到的经验;近代岭南伤寒学派最具代表性人物陈伯坛的高足程祖培,临证善用经方,治疗擅长温法,用方药专力宏;此外,伤寒学派岭南医家黎少庇、陶葆荪、马云衢、冯德瑜、苏世屏、钟耀奎、周子容、何志雄等众名老中医,对《伤寒》及《金匮》的理论和方法均有各自独到的理解和经验。这些对劳教授学术思想的形成、学术水平的提高均有着很大影响,其中影响较大的有陶葆荪、钟耀奎等广东省名中医。

陶葆荪教授对中医经典《金匮要略》研究颇深,并以其指导临床实践。在论述大黄䗪虫丸时指出,"后人对劳证或血证久而未愈,每每着重补虚,不敢祛瘀,病根不除,病何能愈? 瘀不去则新血不生,徒补无益。前人谓纯虚十不得一,真阅历有得的名言。朱丹溪、王清任最能了解"。在学术上重视中医阴阳五行理论,临证治病方法手段较多,如对肺痨病运用五行学说确立护金滋水补土平木治疗原则,研制出"肺痨膏";还主张五脏病都要顾护脾胃,所以临证处方常加鸡内金、麦芽等;此外,他还善于运用岭南当地草药,如芒果核、素馨花、鸡骨草等,临证常能取得卓越疗效。这些思想和经验对劳教授从事脾胃病证研究有着深远的影响。

钟耀奎教授早年师承陈伯坛,1957 年调广州中医学院工作。他着重研究《伤寒论》《金匮要略》,临证善用经方治疗诸病,并常将经方与温病方、时方有机结合,自成一家,劳绍贤教授学术思想的形成也深受其影响。钟老善用四逆散加减化裁,认为四逆散由柴胡、白芍、甘草、枳实四味药组成,具有调和肝脾、矫正肠胃功能、和解之功,临床用于治疗泄泻、痢疾、胃脘痛(消化性溃疡病、胃炎、十二指肠炎)、胁痛(慢性肝炎、慢性胆囊炎)、腹痛(急、慢性阑尾炎)、疝气等病症,疗效显著。

岭南医家重视南方炎热多湿、瘴疠虫蛇侵袭等环境因素,岭南温病学派独树一帜,名老中医刘赤选、刘仕昌、关汝耀等即是代表。如广东省名中医刘赤选,其学术思想渊源《灵》《素》,秉承仲景,效法叶吴,博采各家,以擅长温病而著称,对伤寒造诣也很深。他认为南方温热病十分广泛,在急性外感热病中,温病总是占大多数,所谓"伤寒十无一二,温证十有六七"。他主张温病分为四类,即温热、燥热、风温、湿温。又有四夹,即夹痰水、夹食滞、夹气郁、夹血瘀。诊断上首重辨舌,"验舌决生死"经验独到。其辨证论治则以叶天士卫气营血理论为纲,以病统证,对证拟方。他认为南方疫病,热势棼乱,由里达表,始终皆热,应很好地掌握温病各个阶段用药指征,羚羊犀角之类,当用则用,清营凉血时切勿忘记渗利痰水湿浊。劳绍贤教授关于脾胃湿热证的理论研究深受这些学术思想的影响。

此外,梁乃津、罗元恺、黄耀馨、林建德、李皓平等名老中医既师承各家学说,又受现代医学影响,学术上不固守一家之言,强调多种辨证方法论治,他们的言传身教对劳教授的学术成长有着重要影响,劳教授重视对这些前人经验的吸收利用,并验之于临床,加以总结和升华而为己所用,终成一代名医。

四、脾胃名家,业内扬名

1975 年 4 月,广州中医学院组建脾胃研究室(即现在的脾胃研究所),劳绍贤教授被抽调出来,与陶志达、王建华、邓灼琪、陈淑英五个人组成了脾胃研究小组,从此开始了中医脾胃学说的临床科研工作,这是劳教授在从事中医事业中又一个新的平台。脾胃研究室确立的目标是开展脾本质研究,是继上海开展肾本质研究后国内又一专门从事中医脏腑研究的单位。脾胃研究室自成立后虽然人员有所变动,有的人离开了,但几十年来劳绍贤教授一直坚持与王建华教授合作。王建华教授是我国著名的脾胃病和中药药理学家,而劳教授具有深厚中医临床功底,在王建华教授的带领下,基础和临床合作研究四十年并取得了瞩目成就,在中西医结合脾胃的研究方面以"南王北危"为国内学术界所赞誉。

在脾胃研究室成立初期,通过对中医理论和历代文献的总结,在王建华教授带领下,劳绍贤教授等人提出以李东垣"火与元气不两立"学说为理论基础,从慢性低热入手进行脾胃学说的临床研究工作,运用"甘温除热"理论,以加味四君子汤治疗慢性低热,再到上消化道溃疡、慢性胃炎的辨证分型治疗,根据"脾主运化""脾主涎"的中医理论,结合实验研究探索到脾虚证患者唾液淀粉酶与脾虚证有一定的关联并可作为脾虚证诊断的参考指标。通过实验指标基础研究与反复的临床验证,对脾虚证的本质进行研究。在此基础上,劳绍贤教授首次在全国范围内参与确定了以 6 项主症为基础的脾虚证中医诊断标准,这一标准引起了国内学术界的高度重视,得到国内多家单位的赞许,并被纳入卫生部《中药新药临床研究指导原则》。

广州中医学院脾胃研究所在王建华教授领衔下牵头开展了国家"七五"

攻关"脾虚证候发生机制的研究"以及卫生部重点"脾虚证本质的研究"的科研项目，劳教授配合王建华教授负责其中临床研究的实施，通过对中医脾胃证候与胃镜下胃黏膜炎症的内在联系，以及脾胃病中医证候与生化、运动及形态组织学线粒体变化关系等一系列研究，从多系统、多学科、多层次对脾虚证的本质进行了深入探讨。其中"以负荷的唾液淀粉酶活性变化作为观察脾虚证的指标"获 1983 年广东省高教局科技进步奖；"脾虚证辨证论治的基础研究"获 1999 年国家中医药管理局科技进步二等奖；"脾虚证辨证论治的系列研究"获 2000 年国家科技进步"二等奖"，为阐明脾虚证本质做出了巨大贡献。

在顺利完成"七五"攻关课题基础上，劳教授作为全国五家单位的组长主持了国家科委"八五"科技项目"中医药治疗胃癌癌前病变的临床与实验研究"，从相对较为笼统进行中医证的研究转到具体的中医药治疗胃癌癌前病变新课题研究方向，并带领五家协作单位一同顺利完成了该国家攻关计划项目。认为胃癌癌前病变是可以逆转的，中医药防治胃癌癌前病变是卓有成效的，并成功研制出针对胃癌癌前病变的"胃炎消"（即胃痞消）颗粒剂，临床试验取得良好效果；"胃炎消治疗胃癌癌前病变的临床与实验研究"于 1999 年获广州中医药大学科学技术进步奖"一等奖"。

通过对脾虚证几十年的研究，劳教授深深地认识到要全面揭示脾的本质，必须从虚实两方面着手而不能单纯仅仅研究虚证，于是开始展开了对常见脾胃实证——脾胃湿热证的研究。先后主持国家中医药管理局重点课题"脾胃湿热证本质的初步研究"和国家自然科学基金课题"脾胃湿热证与水通道蛋白表达及胃肠微生态关系的研究"，并拟定了清浊安中汤等多个中药处方，带领研究生在脾胃湿热证研究领域进行了深入探索。五十余年来，劳教授在中医证候与脾胃病方面潜心研究，融古贯今，积累了丰富经验，认为脾胃病需要调理五脏，疗五脏疾同样需调理脾胃；在治疗上处方用药不拘于一法，多层次地总结了消化性溃疡、慢性胃炎、慢性结肠炎等胃肠疾病的诊疗规律，研制了"和胃片""胃热清""肠炎灵""胃炎消"等有特色的有效中药，取得了良好的社会和经济效益。其中"和胃片治疗消化性溃疡病的临床与实验研究"获广东省高教局科技进步奖；"健脾清热化瘀中药及配伍抗溃疡的实验与临床研究"获 1994 年广东省中医药管理局中医药科技进步一等奖；"消胀冲剂治疗慢性萎缩性胃炎临床与实验研究"获 1999 年广州军区科技进步三等奖。

五十余年来，在"国医大师"邓铁涛教授和著名脾胃病专家王建华教授的一直带领和指导下，劳绍贤教授如今已成为中西医结合脾胃学说研究领域国内外享有盛名的专家学者,是我国现代脾胃学说研究的主要开创者之一,是我国中西医结合脾胃学说研究发展的主要见证人之一,在国内中西医结合脾胃学说临床研究方面享有较高的威望,在同行中有"南劳北周"的美誉。

五、医德高尚,无私奉献

作为医务工作者,邓老时刻不忘自己的首要任务是治病救人,视病人为亲人,急病人所急,想病人所想,竭心尽力为病人解除病痛。劳绍贤教授在邓老这种"大医精诚"思想的感召下,对凡有病痛来求治者,从不问贵贱贫富,一视同仁,其高尚的医德、高超的医术备受广大患者的好评。劳教授一直以病人为中心,一切为患者着想。按他的资历和水平,医教部本来要给他安排一种专门的专家门诊,但劳绍贤主动要求出普通专家门诊,认为患者多数是工薪阶层和普通大众,不一定有那么多钱来挂昂贵的号;且为了给更多普通百姓看病,他强调挂号费不能太高,并且一直用价格便宜而有效的中药为患者治病。

不仅如此,劳教授还能深切体恤病人疾苦。如有慕名远来的患者因限号而挂不到号时,他宁愿耽误自己的下班时间也不愿看到他们因看不上病而愁容满面。在诊病过程中,劳教授从来都是有条不紊,对病人认真负责。无论病人提出再多问题和疑虑,劳教授都会一一耐心解答,除了疾病的治疗、防护及预后,劳教授还会详细地跟病人交代药物的煎煮及服用方法,如何养生调护等等,甚至偶尔遇到经济困难而拿不起药的患者,劳教授还会自己出钱帮患者垫医药费。劳教授的这种仁心和医德得到了广大患者和同行们的一致爱戴和认同。

六、教书育人,桃李芬芳

在繁重的科研和临床工作之余,劳教授还主讲广州中医药大学"脾胃学说研究""中医临床科研基本知识"等课程,主编和参编(任副主编)了《内科学基础》《胃癌癌前病变基础与临床》《中药临床药理学》,参与《实用中医诊断学》《中医胃肠病学》《消化道生理与病理生理》《现代中医消化病学》等专著的编写工作。

劳绍贤教授医疗技术高超、医学理论精深,以其特有的质朴、高尚、博学、虚怀若谷感召、教育和影响着他的学生,通过他的精心培育和悉心教导,数十名毕业的博士、硕士已经学有所成,涌现出一批业绩突出、年富力强的专家学者。如劳绍贤教授的博士开门弟子和嫡传学术继承人胡玲教授毕业留校四年多即担任广州中医药大学脾胃研究所业务副所长,后担任广州中医药大学学术委员会委员、脾胃研究所第3任所长和党总支书记、博士研究生导师、广州中医药大学国家"双一流"重点学科——中医学(脾胃方向)和国家中医药管理局"脾胃病脾虚证候重点研究室"学术带头人以及广州中医药大学、上海中医药大学与加拿大渥太华大学三校际成立的"中加联合脾胃病研究中心"国际研究平台中国广州负责人,担任中国中西医结合学会、中华中医药学会和世界中医药学会联合会、中国医师协会中西医结合消化专家委员会中的脾胃消化相关专业委员会任常委、常务理事和广东省中医药学会消化病专业委员会副主委,主持国家自然科学基金及广东省"华南中医药协同创新中心-中医药防治脾胃病创新研究团队"课题14项,2017—2018年第一执笔完成2项全国行业内相关诊疗标准的制定,并作为负责人2018年第一执笔完成了新中国成立以来中医、中药和中西医结合3个一级学科领域重大理论传承创新的国家"十三五"重点巨著《中国中医药重大理论传承创新典藏》之"脾虚理论及其应用研究"专题,在国内同领域中有一定的学术地位和影响力;第二位博士弟子唐纯志现任广州中医药大学针灸康复学院院长、教授,博士研究生导师,在中国针灸学会兼任理事等职,承担科技部"973计划"项目和主持国家自然基金等课题多项。此外,深圳市中医院脾胃病科冯春霞、武警边防部队总医院军人治疗中心主任常东、浙江省临安医学研究所副主任欧阳宏、中山大学附属第一医院中医科副主任张诗军、福建中医药大学附属第二人民医院消化内镜室主任付肖岩、广东省中医院新药开发中心主任陈更新、辽宁中医药大学附属二院脾胃肝胆病科主任吕冠华、福建中医药大学金匮教研室江月斐、中国人民解放军南部战区总医院中医院院长韦嵩、河南中医学院第一附属医院消化科副主任李合国、湖北科技学院临床医学院副院长梅武轩、香港浸会大学中医药学院临床部马剑颖、广州中医药大学第一附属医院儿科主任中医师陈晓刚、广东省人民医院门诊部林坚、中国中医科学院望京医院消化科杨俭勤和北京市中西医结合医院消化科崔娜娟等劳绍贤教授的博士弟子,以及同济大学医学院附属协和医院中医科主任杨胜兰、广州中医药大学第一附属医院治未病中心主任陈瑞芳、广州医科大学第一附属医院中医科主任张志敏、福建中医药大学附属第二人民医院脾胃病科骆云丰副主任中医师和中山市中医院肛肠科副主任彭林等跟师劳绍贤教授师学习的弟子,如今都已成为所在部门的业务骨干,并在各自工作岗位上取得了可喜的成绩。

(陈更新、胡玲)

第二章 学术思想

第一节 祛湿以运脾 清热以防变

针对脾胃湿热病证的病因病机和临床治疗,劳绍贤教授和弟子胡玲教授带领的团队在充分学习和总结古人脾胃湿热相关理论和学术思想的基础上,结合现代气候、饮食结构、生活节奏的变化和临床疾病谱的改变以及现代不断发展的科学技术,并基于岭南湿热病证的高发而提出内外合因,脾胃失调、湿热蕴生,久之湿受热煎成痰生瘀致气郁血瘀、热毒与湿(痰)互结生瘤(增生、息肉、肿瘤)以及治当祛湿以运脾、清热以防变的学术观点。

一、内外合因,天人相应

脾胃湿热证的发生乃"内外合因,天人相应"所致,其发病之因有内、外之不同。内因方面一为饮食不节,即所谓"饮食自倍,肠胃乃伤"致脾失健运、湿浊内生,从而湿蕴化热;二为情志失调,现代社会快节奏的生活以及复杂的社会关系致气机郁滞,木郁乘土,脾运不健、水湿不化致湿蕴化热。外因则主要缘于外感湿热之邪,尤其临海之地或长夏季节,气候炎热,空气湿度偏高;现代社会生活环境、饮食结构、体质因素发生变化,饮食偏于厚味、心理压力偏大以及全球气温的逐渐升高趋势,加之岭南广东地区气候本身炎热、潮湿,人多"阳热质",故临床脾胃湿热证较为常见。针对《湿热病篇》"湿热之邪从表伤者,十之一二;从口鼻入者,十之八九"之说,结合现代医学相关研究初步提出自口鼻而入的外感湿热之邪除气候、地理因素外,还应该包括微生物如幽门螺杆菌(Hp)感染以及口服某些药物所引起的新病因补充观点。依据如下:对于胃部疾病 Hp 感染的治疗,部分患者按"三联"方案口服抗 Hp 感染治疗后易伴随出现纳差、恶心、苔黄腻等脾胃湿热常见症状和体征并据此进行相关的防治,结果不仅能减轻西药不良反应,也可一定程度提高单用西药治疗的效果。以上是本团队基于临床实际,结合现代医学研究对脾胃湿热证病因病机进一步发展的初步具体体现。

二、脾胃失调，湿热蕴生

临床脾胃湿热证的形成除感受外来湿热之邪和饮食不节之外，尚与身体素质密切相关。基于"邪之所凑，其气必虚"中医经典理论，提出脾胃虚弱是临床罹患脾胃湿热证的前提，而外感湿热病邪或饮食不节则仅为脾胃湿热证发病的诱因，且感受外邪的季节性可能也并非绝对。所以脾胃湿热证应该是由外感湿热之邪或饮食不节所诱发的以脏腑功能失调为主的一类病证，其主要发病机制应以脾胃功能失调为主。在此观点基础上，我们初步指出脾胃湿热证的发病主要既可因夏暑之季气候炎热、多雨潮湿，脾胃受损运化不利，暑湿之邪郁积于体内不得宣化而成；也可因长期饮食不节，嗜食辛辣醇酒厚味，损伤胃肠，致宿食所化之热与中焦停聚之湿相合而成；此外，若用脑过度，或过度安逸，或他脏病变累及于脾，或长期服用对脾胃有损伤的药物也可使脾胃运化失常，湿聚蕴热，一旦再受外界不良刺激则可诱发脾胃湿热病证的发生。

三、分解湿热，重在祛湿

由于脾胃湿热证发病系脾失健运、湿浊内生蕴而化热所致，治疗上劳绍贤教授主张分解湿热，临床常以祛湿和清热药合用，且特别推崇叶天士"热自湿中而出，当以湿为本治""热从湿中而起，湿不去则热不除也"之观点，从而在清热化湿中尤重祛湿，乃因湿性黏腻停滞，易滞留体内胶着不化，使病势缠绵不解；同时也因热处湿中、湿蕴热中，湿热交混遂成蒙蔽，斯时不开则热无由达，而湿开则热易透之缘故。临床若为湿浊内盛而苔不燥，当先开泄其湿而后清热，切不可妄自过投寒凉之品以闭其湿；且祛湿常将芳香、苦温、淡渗三法综合运用。芳香化湿常用藿香、白蔻、石菖蒲；苦温燥湿常用法夏、厚朴；淡渗利湿则常用猪苓、苡仁、茵陈既可祛湿、又能清热。值得一提的是，临床中劳绍贤教授虽重视治湿，却并不忽视清热；如患者表现为口干苦，大便干，舌苔偏黄呈热重于湿时，又常可选用蒲公英、黄芩、栀子、白花蛇舌草等清热之品以加强除湿清热之力。

四、祛湿运脾，湿便易化

基于脾胃为"气机升降之枢""脾喜燥恶湿宜升则健，胃喜润恶燥宜降则和""湿土之气，同类相召，湿热之邪，始虽外受，终归脾胃"及"湿易阻遏气机，郁闭清阳"之经典理论,对于脾胃湿热证的治疗,劳绍贤教授提出临床当以调理脾胃为中心,通达气机为要的观点。由于湿热之邪易阻滞中焦,过用温燥易伤阴,过用苦寒则易遏邪,故主张辛开温化而常用厚朴、法夏、陈皮、白豆蔻、木香、台乌药等芳香畅中之品。若湿热之邪阻碍上焦见胸闷不适则又常用藿香、杏仁、石菖蒲、瓜蒌壳以宣化,乃因肺主一身之气而取其上焦气化则脾湿也自化之意。基于"治湿不利小便,非其治也",又常佐茯苓、猪苓、苡仁、淡竹叶淡渗之品从小便"开沟渠以泄之"而增加除湿之功,且同时兼健脾而不伤正气。若因湿热之邪阻滞肠道导致腑气不通常合用槟榔、玄参、茵陈,并加大台乌药、木香、枳壳(实)用量以通中、下焦之气兼调大肠传导功能之乱。强调调理气机以助祛湿,认为辛苦温之品既苦温燥湿以温运脾阳使湿邪得运,又辛可理气通过肺与三焦气化使湿浊之邪能从下焦膀胱下渗,有利于病情的恢复。

五、瘀毒互结,清热防变

在临床辨治过程中,劳绍贤教授既强调脾胃湿热证的病机特点,也十分重视"病"在辨治过程中的重要枢纽作用,提出临证需谨守病机,而在辨证基础上结合具体疾病和相应病理改变以指导临床用药。如慢性胃炎、消化性溃疡和慢性萎缩性胃炎伴肠化生和或异型增生的胃癌癌前病变之胃部疾患常用救必应、蒲公英、赤芍、郁金、丹参等清热化瘀之品;慢性肠炎、慢性阑尾炎、脐腹痛和肠息肉等肠道疾患则常用火炭母、漏芦、白花蛇舌草、猫爪草、牡丹皮、桃仁等清热活血散结之品。无论是胃还是肠道疾患,加热解毒散结之品其意均在于防变。病证结合的同时,劳绍贤教授还强调根据某些具体典型症状选择用药,如疼痛明显时选加延胡索、两面针、甘松、七叶莲以理气止痛;嗳气返酸明显者则选用柿蒂、海螵蛸等能降逆和胃止呕且保护胃黏膜;溃疡活动性出血或胃黏膜糜烂致出血者又可选加白及、三七末、紫珠草等收敛止血之品,临床常常能提高疗效。

(胡玲、李茹柳)

第二节 证为本 病为枢 症为标

临证思维是临床工作中诊断和治疗的全部思维活动。如何使主观思维符合于客观实际,尽可能少犯错误,疗效最为满意,是临床医生毕生的追求,医生的学识与经验不断积累可使其临证思维更趋于完善。基于此,劳绍贤教授通过长期的临床体验,创新性地提出现代中医临证思维的核心:"证为本、病为枢、症为标"。

一、临证思维的一般过程

临床实践过程主要是:观察病情→得出诊断→决定治疗原则和方法→治疗后的观察→修订诊断与治疗方案。现代中医临床思维可有两种,一种首先考虑西医的诊断,然后是中医的辨证,治疗上选择中或西或中西结合;也有西医一下无法确诊,先按中医辨证治疗,边治疗边诊断,以中医治疗为主或辅以西药者。无论哪一种思维方法,都必须依从于临床实际,发挥中医之所长,尽可能以中医为本。因此,如何处理病、证、症三者之间的关系乃现代中医临证思维之核心。

二、现代中医临证思维的核心

(一) 治病必求其本——证为本

中医治病强调"求其本",所谓本,是疾病中的主要矛盾或矛盾中的主要方面,证与症就是一个标本的关系,"本"以证候形式体现出来,反映疾病某个阶段的病理本质,涵括了疾病该阶段发生的病因、病位、病性和邪正关系。中医诊病疗疾的思维过程是辨证论治的过程,"同病异治"或"异病同治",以证为依据,以证为本。西医诊断明确的疾病是按中医的辨证论治,还是根据西医诊断而使用中药是两种不同的思维。中医内科学按病分证型而论治,中西医结合专科书籍则是以西医各系统疾病为纲分证候而设治,都是以证为本。

所谓按西医诊断而开中药是指根据西医对该病病因、病理的认识,使用具有相应药理作用的中药,这样的治疗思维可以说是弃医从药。有些疾病一时未能明确西医诊断,或诊断明确而病因尚不明,或虽诊断明确但中西医还没有特效药物治疗,使用中医药治疗,更应从"证为本"出发。对一些难治性疾病,从疾病全过程和发病特点出发,在中医理论指导下通过临床实践,总结出的一些治则治法明确的处方或研制的中药新药,都有一定的适应证候,不能一概用之。

(二) 不同疾病用不同辨证方法——病为枢

枢指重要或中心的部分。临床治病过程中,"辨病"具有枢纽作用,是临床诊治中的关键,亦是辨证与辨病两者相互联系的中心环节,即"病为枢"。

1. 不同疾病用不同辨证方法 中医有八纲、六经、经络、脏腑、卫气营血、三焦等诸多辨证方法,它们既有各自特点又相互交叉,目前尚不能统一。因此,不同疾病用不同的辨证方法是目前临证的基本模式。八纲是辨证总纲,治病不能违背八纲,它是治疗的基本准则,但不能完全代替其他辨证;六经和卫气营血辨证原则上用于外感疾病,但内伤杂病可借鉴其中一部分辨证或方药。脏腑辨证以脏腑功能失调和障碍所引起的各种病变及与脏腑密切相关的气、血、津液受损为基础,是中医内科学主要的辨证方法,也吸取了六经、经络、温病卫气营血辨证中之精华。不同疾病有不同证治规律,西医疾病用中医理论分析其病因病机,可以找出每个疾病的病理特征,如冠心病离不了"虚、痰、瘀"三种基本病理;白血病可概括为"毒、瘀、虚"三种病理特征。每种疾病都有一定的辨证规律,这为同病异治的临床思维奠定了基础。

2. 辨证要结合疾病特点　西医的病有它自身特有的病因病理、临床表现、转变、预后发生发展过程与规律,亦有一定的治则和治法。辨证与辨病相结合是在宏观整体基础上结合病的特点完善治则治法,可从整体与局部出发明确靶点,比单纯辨证或单纯从病(或局部)论治疗效更好。中医的病是以某个症状或病机为名,也具有自身内在的发病与辨证规律,但目前所指"辨病"多是指西医的病而言。异病同治是整体观的具体体现,但还应注意同一证候在不同疾病仍有不同表现,同一治则治法下用不同的方或同一首方需做必要加减。医生需熟悉理、法、方、药,随病证之不同而不断变通,根据不同病证设计不同的处方也是病证结合的一种形式,是新方新法产生的重要原因。

3. 专病配伍专药　辨证论治基础上使用对病有独特疗效的药物,疗效会更好。现代中药药理的成就是从临床与实验中总结出来,对某种疾病具有特殊效果的药物结合病的特点来配伍使用,对提高中医中药临床疗效有所裨益,应充分利用,但不能一味追求、过于强调专病专药,离开中医的理论、证候走上废医存药的路子,把中药变成了西药就完全偏离了辨证论治的精髓。

(三)急则治其标——症为标

症状是构成证候的重要部分。临床上相同疾病、相同症状可属于不同证候,相同证候在不同疾病下可出现不同的症状,症状能否缓解,患者最为关心。因此,治疗时应在辨证与辨病结合基础上,兼顾其主要症状的改善和消除;但是当某些症状已成为急需解决问题时,则应把治"症"作为主要矛盾处理即"急则治其标",必要时可不考虑证候而先以治症为目的,从药性上也许与证不相一致甚至与通常治则治法相悖。临床可根据症状的轻重、缓急,将治症药物放在君、臣、佐、使不同位置以组方,做到证、病、症三者兼顾,分清主次合理配伍,充分发挥中药复方的特色。

三、临证思维中应注意的问题

(一)正确判断源于对事物的全面了解

诊治疾病必须从实际出发,全面询问病史、病情和详细检查,有一定的客观依据可去伪存真,通过中西医知识的分析得出较为客观的判断。就中医来说,望、闻、问、切是诊断的基本功,如何做好四诊并非易事。

(二)知识和经验的积累有利于临床思维

疾病有许多类似症状,证候也呈多样化,如何准确诊断需与多种疾病做鉴别。正确诊断的得出与医生知识的广度、深度以及经验的丰富分不开。因此,作为医者必须不断学习和总结以充实自己,对各种辨证方法掌握熟练和方剂运用灵活对临证思维大有裨益。

(三)临证需不断修正诊断和治疗

疾病发生发展过程中,证候可以发生变化,在治疗过程中应随证而变。治疗效果是评估原来辨证与治疗的重要依据,对原诊断与治疗做出客观分析、评估、修正能更好指导再治疗的择方用药。对初次接诊之前的治疗包括诊断、辨证用药应做出分析和评价,分析前人治疗上的长短,为自己辨证、立方、用药提供重要参考,也是临证思维中不可忽略的。

(四)客观评价中药疗效

中医药疗效评定以症状体征消失和改善为依据,因此评价中医药的疗效除症状体征外,可以参考西医的理化检查客观指标结果以更加合理地做出评价,同时也是决定下一步治疗的重要参考。但有的疾病如肿瘤的疗效又不能只以化验作为衡量中药的疗效标准,应结合生存质量来评价中医药的客观疗效。所有这些都是临证思维中所要注意的问题。

(胡玲)

第三章 临床经验

第一节 胃食管反流病的诊治经验

胃食管反流病(GERD)指胃内容物反流入食管,引起不适症状和(或)并发症的一种疾病。临床上分为非糜烂性反流病(NERD)、反流性食管炎(RE)和 Barrett 食管(BE)3 种类型。反流性食管炎在临床中较为常见,是指胃、十二指肠内容物反流入食管引起的食管黏膜炎症,经常与慢性胃炎、消化性溃疡或食管裂孔疝等病共存,也可以单独存在。常表现为吐酸、烧心、胸骨后疼痛等。中医归属为"吐酸""嘈杂""胸痹""胃痞"等范畴。

一、病因病机

病因方面,本病可因患者情志不遂,肝失疏泄,横逆犯胃而致;可因饮食不节,烟酒无度,酿生湿热而成;亦可因患者素体脾胃虚弱,脾虚湿滞,浊阴不降,胃气上逆而发;至后期可出现脾胃气虚,气阴两虚之证。病机方面,劳师认为,食管属"胃",为受纳饮食的通道,本病的发生与脾胃功能密切相关。脾气主升,胃气主降,一升一降,相辅相成,完成饮食的消化过程。脾胃升降失常,中焦气机阻滞不降,是反流性食管炎病机的关键。胃气上逆,则嗳气、吐酸;气郁化热,则烧心、嘈杂;气滞血瘀,则胸骨后疼痛;郁瘀日久产生热毒,损伤血肉则黏膜糜烂、溃疡,甚至癌变。

二、分证施治

劳师根据多年的临床经验,结合岭南地区气候特点,总结出如下四种常见的证型,并设立治法方药,以飨后来者。具体分证施治如下。

肝胃不和证:胸脘灼热、疼痛,或痛连两胁,泛酸嘈杂,口苦心烦,大便不畅,或大便艰难,舌淡红苔薄白或薄黄,脉弦。治法:疏肝理气,和胃降逆。处方:四逆散合左金丸。选用柴胡、赤芍、枳壳、木香、苏梗、陈皮、柿蒂、吴茱萸、黄连、甘草。

　　脾胃湿热证：胃脘胀痛，灼热，烧心，嗳气吞酸，口苦纳少，大便溏而不畅，尿黄，舌红苔黄腻，脉缓。治法：清热化湿，和胃降逆。处方：清浊安中汤加减。选用藿香、川朴、法夏、茯苓、木香、苏梗、陈皮、柿蒂、山栀子、甘草。

　　脾胃虚寒证：胃脘隐痛，喜温喜按，胸胁痞满，嗳气反酸，纳少便溏，舌淡胖或有齿印，苔薄白，脉细。治法：健脾温中，和胃降逆。处方：香砂六君子汤加减。选用党参、白术、茯苓、陈皮、法夏、木香、砂仁、苏梗、柿蒂、甘草。

　　气阴两虚证：病史较长或年龄较大，胸膈灼热或灼痛，吐酸纳少，吞食偶见痞满难下，体倦气短，心烦咽干，大便先干后溏，脉细，舌淡红质嫩，苔少或薄，脉细。治法：补气养阴，和胃降逆。选用党参（或太子参）、石斛、五爪龙、麦冬、木香、苏梗、陈皮、柿蒂、山栀子、木蝴蝶、甘草。

　　加减：腹胀，加枳壳、大腹皮；胃脘痛，加救必应、延胡索、郁金；胸痛，加瓜蒌皮、红花、郁金；便秘，加地榆或玄参、干地；恶心欲呕，加生姜、法夏（姜茶小口时饮）；食管溃疡或胃、十二指肠溃疡者，加制酸药；黏膜增生、Barrett 食管，加半枝莲（或白花蛇舌草、蒲公英）、莪术（或姜黄）。慢性咽炎见咽后壁淋巴滤泡增生者，加猫爪草、桔梗，或木蝴蝶、射干等。

三、临证体会

　　临床上，胃食管反流病中反流性食管炎及 Barrett 食管镜下表现有肉眼可见的组织学改变，而有很大一部分患者属于非糜烂性食管炎的低酸或无酸反流，并无肉眼可见的组织学改变。劳师认为，吞酸症状出现不一定是胃酸分泌过多。因此，劳师在治疗胃食管反流病时善用理气和中降逆药物以改善胃肠动力，达到治疗效果。临证时，善用木香配苏梗，陈皮配柿蒂。木香，辛温，通理三焦，而善行脾胃气滞，兼可健脾消食。苏梗，辛温，入肺、脾二经，善于行气开胸，理气宽中。陈皮，苦辛温，入肺、脾二经，理气和中，化滞燥湿。柿蒂，苦涩微温，入胃经，降气止呃。以上四味中药相互配伍，有理气宽中、和胃降逆、消胀满、止吞酸的作用。柿蒂的用量较大常用 15~30g。业内常用旋覆花代赭石汤治疗本病。代赭石属矿物质，含砷、铅等重金属元素，不宜久服。劳教授只用于个别贲门失弛缓症患者，其用量在 15g 以下，不主张将代赭石入中药制剂长期服用。

　　由于时下生活节奏较快，工作压力较大，许多患者会兼有肝气郁结之征，故临证时，劳师在辨证论治的同时会对患者进行心理疏导，减轻患者的心理压力，从而从根源上入手以期能达到最好的治疗效果，处方时亦加用香橼、佛手、合欢皮、素馨花等疏肝解郁而不燥热的药物,以共奏良效。临证时,要求患者少饮烈性酒,特别是要求患者戒烟,尤其是空腹吸烟。吸烟可增加胃酸分泌、幽门功能紊乱加重胃动力障碍,而出现腹胀、吞酸等症状,影响药物治疗效果。

(刘凤斌)

第二节　慢性萎缩性胃炎、胃癌癌前病变的诊治经验

劳绍贤教授是国家科委"八五"攻关项目"中医药防治胃癌癌前病变的临床和实验研究"全国 5 家单位的项目组组长,针对慢性萎缩性胃炎和胃癌癌前病变的辨治,临床劳绍贤教授主要从以下三方面进行。

一、脘痞疼痛之症,治以通降为顺

劳绍贤教授认为,慢性萎缩性胃炎、胃癌癌前病变属中医"胃痞""胃脘痛"之范畴,其病程往往绵长,以胃脘痞塞满闷,或伴胃脘疼痛、嘈杂食少、大便或干或稀等为主要临床表现,病位主要在脾胃,并与肝相关联。由于脾胃居于中焦,乃气机升降出入之枢纽;肝主疏泄,调达周身气机。因此,生理状态下只有脾胃升降有序,肝之疏泄正常,周身气机得以斡旋,气血才能通畅;然而脾胃中土,冲繁要道,为患最易。大凡饮食不节、情志不舒等皆可直接或间接地影响到脾胃,一旦脾胃损伤,脾不升清,胃失和降,则气机痞塞致气滞中满,不通而痛。脾胃不和则木可侮之而使气机阻滞易变生胃脘之痞满疼痛不适。气滞日久,不仅血行不畅易致瘀血内停;而且湿热浊毒之邪易生也可导致脾胃之气阴日虚。临床所见之胃癌癌前疾病和胃癌癌前病变多以脾胃气阴两虚为本,兼气滞、血瘀、湿热毒邪蕴胃为标的本虚标实之证;因虚夹邪,因实致虚为其临床主要的病机转化规律和特点。

针对慢性萎缩性胃炎、胃癌癌前病变的治疗,劳绍贤教授主张标本同施,虚、滞、瘀、毒并举,临证常用川朴、佛手、苏梗、田七、太子参、石斛、白芍、莪术、白花蛇舌草、半枝莲、蒲公英、救必应、白豆蔻、绵茵陈、藿香、麦芽等进退论治;尤其强调气机痞塞不通为本病发生之根本,故治疗应顺应脾胃之生理特点,以畅达气机、疏痞通滞为重点,并认为其余诸法皆具通达之意。临证患者若胀痛连胁、嗳气痛减、气怒痛甚、脉弦者,疏肝和胃以为通,常佐柴胡、枳实等味,其中枳实与白芍、白芍与甘草组方精妙,性缓不峻,刚柔相济,对肝失调达、木郁气滞而累及脾胃之痞满疼痛,尤为适用。若患者湿热毒邪内蕴,壅塞不通,临

床表现为胃脘灼热闷痛、烦热面赤、口臭、苔黄腻者,清热化湿解毒、理气安中以为通,药用如蒲公英、白花蛇舌草、救必应、白豆蔻、绵茵陈、藿香、石菖蒲之类。针对病程日久,胃阴不足的患者,则常以太子参、石斛、白芍滋润和降以为通。若患者表现为脾虚疲惫,精力不支的状态,则可以太子参配白术、茯苓,健脾运脾,轻灵通化,补虚安中以为通。

二、胃脘痞痛日久,治当固本调血

慢性萎缩性胃炎、胃癌癌前病变初起多见胃脘痞塞满闷,久之则多兼胀痛、灼痛甚或刺痛。一直以来,大多认为脾胃大师东垣仅重视补益脾胃之气,实则也强调瘀血致病,只为后人忽视尔;东垣《脾胃论》有"饮食不节,劳役所伤,以脾胃虚弱,乃血所生病"之观点,劳绍贤教授对此特别推崇。如临床治胃脘痞满、甚则疼痛、不思纳食,一般皆按气滞、湿热、食积、寒凝或虚寒等施以理气和胃、化湿清胃、消食导滞及温中行气之品进行治疗,多数可逐渐缓解而向愈;但若遇顽固、缠绵之脘痞疼痛而仅以此类药物治疗则往往疼痛难消或消而不尽。劳教授认为,若遇顽固、缠绵之脘痞疼痛乃久病正气亏虚,气虚血运不畅,瘀结于内之故,此时若仅用理气定痛、清热消滞、温中之品,久之更易耗伤气阴而复有络损之弊,故在健脾养阴理气解毒的基础上酌加少量化瘀之品如田七或丹参、红花,常可明显提高疗效;劳绍贤教授临床尤其善用田七末,认为该品少量与之,行瘀定痛且不破瘀动血,是治疗胃脘痞塞日久疼痛难消之佳品。

三、临证辨证施治,病证症宜并举

如前所述,脾胃气阴两虚,兼气滞、湿热毒邪蕴胃、瘀滞为患,本虚标实是慢性萎缩生胃炎、胃癌癌前病变的病机特点,针对于此,在其临床治疗中需严格谨守病机,结合胃黏膜不同的病理改变及相关中药药理的研究成果,以辨证为本、治症为标,并与辨病相结合用药是劳绍贤教授临证辨治的主要特色之一;临床中对于同见神疲少力、虚烦、便干,脾胃气阴亏虚之象的患者,除均可适当加大益气养阴之品用量,以助扶正祛邪治疗的共性外,结合其不同的兼症和不同的病理改变,治疗又有所不同。

临床若慢性萎缩性胃炎、胃癌癌前病变患者兼胃脘胀痛连胁,郁怒而甚,嗳气痛减时,常在养阴益气的基础上加用柴胡、枳壳等疏肝和胃之品,并与白芍相配,刚柔相济,祛邪以助扶正。倘若患者的胃镜下及病理胃黏膜呈现苍白或红白相兼,以白相为主,分泌物减少,胃黏膜变薄及胃黏膜腺体萎缩的单纯慢性萎缩性胃炎时,则重用太子参、白术、北沙参、石斛、白芍等健脾益气、养阴益胃之品,效果较佳。但针对慢性萎缩性胃炎伴随胃黏膜上皮异型增生和或不完全性结肠上皮化生出现的胃癌癌前病变患者,由于其往往因气阴两虚日久,血运不畅,瘀结于内、变生湿热毒邪所致,则又当在健脾益气、养阴益胃的基础上,针对胃黏膜具体的病理改变适当加用活血化瘀、清热解毒、化湿和胃、理气散结和抗癌之品如田七、白花蛇舌草、莪术等,临床往往能取得更好的疗效。

众所周知,益气健脾养阴益胃等扶正之品能调节机体的免疫功能,增强胃黏膜对有害因子的抗御和清除能力;活血化瘀之品能增加胃黏膜的血流量,改善微循环,纠正胃黏膜缺血、缺氧,从而能在一定程度上促进胃黏膜炎症的消散吸收、萎缩胃黏膜腺体的复生以及胃黏膜肠上皮化生、异型增生病理改变的改善等;而清热化湿、解毒抗癌之品则具有一定程度防突变、诱导细胞凋亡的作用。故临床可结合慢性萎缩性胃炎和胃癌癌前病变脾胃气阴两虚为本,兼气滞、热毒、瘀血为标本虚标实的病理特点针对性地选择用药,往往能在一定程度上提高临床疗效。

(胡玲)

第三节　消化性溃疡的诊治经验

消化性溃疡是临床常见病、多发病,是以慢性周期性发作并有节律的上腹部疼痛为其临床特点,属中医"胃脘痛""吞酸"等范畴。劳绍贤教授经过多年临床实践和科研探索,对消化性溃疡的诊治特点提出独到见解,现概述如下。

一、病位不离肝脾胃,病机多及瘀和热

劳教授认为其发病诱因可归纳为七情刺激、饮食不节、劳倦内伤、外感六淫等。病势漫长,病变部位不离肝、脾、胃三脏腑。其发病与肝脾胃功能失调、气血失和有关。在生理上,肝主疏泄,脾主升清,胃主降浊。若疏泄有权,则升降相因,气血调和。在病理上,若情志不调导致肝失疏泄,肝脾不调,则气机阻滞,升降障碍,气滞不通而发生疼痛。如饮食不节,脾胃损伤,导致脾胃功能失调,气机逆乱。如由于劳倦内伤,素体亏虚,易受外邪侵袭,痰瘀湿滞。上述各种原因最终导致胃络气血不畅,血瘀内停。瘀血积久化热,则腐肉损肌,形成溃疡病灶。病损日久,伤及阴络则血内溢,伤及阳络则血外溢,导致溃疡病出血或穿孔。

同时劳教授积极结合现代医学研究成果,认为胃黏膜血流减少或血管损害均可引起防御功能下降,导致溃疡形成或加重溃疡损害。因此,病灶局部血供障碍是溃疡缠绵难愈的重要因素之一,同时也初步证实了中医学"久病多瘀"和"久病入络"的论断。同样幽门螺杆菌感染是引起消化性溃疡的重要致病因素,说明热毒之邪内侵(外感六淫)在本病的致病因素中也占有重要地位。在溃疡病活动期,患者多表现为胃痛明显,呈胀痛或刺痛,伴心烦易怒,口苦口干,苔黄或腻。此期在胃镜下可见溃疡灶局部黏膜肿胀,充血隆起,白苔边缘不清,易出血等,表明其局部病灶炎性活动明显,说明肝胃气滞,郁(或瘀)而化火,或湿热(热毒)内侵,停滞于胃也是极其重要的病机特点。可见,从中医学与现代医学的认识出发,溃疡病发生发展和慢性迁延过程与"瘀"(病灶局部血供障碍)和"热"(局部病灶炎性活动,幽门螺杆菌感染)有着极其密切的关系。

二、中医辨证分型和溃疡局部病灶的病理阶段与炎症程度有着密切的关系

劳教授认为,消化性溃疡既有"病"(局部病灶)存在,又有"证"(证候)的表现。"辨证"则是从整体功能入手对其证候进行分析,"辨病"则是从局部病理变化着眼进行观察。经过长期临床实践,他把消化性溃疡辨证大体分为脾胃虚弱型、肝郁脾虚型、肝胃不和(肝郁胃热)型、胃阴不足型。其中以脾虚肝郁、肝胃不和(肝郁胃热)型为多,单纯脾虚型较少。但本病又往往体现出以脾虚为本,肝郁、血瘀、热毒(或湿热)为标的本虚标实的临证特点。而且辨证分型与溃疡局部病灶的病理阶段和炎症程度有密切联系。他认为溃疡活动期多见于肝郁脾虚型或肝胃不和(肝郁胃热)型,多属实证或实中夹虚,即使辨证属脾虚患者,其溃疡病灶属活动期者也占 50% 左右,脾虚证也兼胃热,或兼肝郁化火。溃疡活动程度减轻趋向愈合过程,或稳定期或瘢痕期,以及老年性消化性溃疡多见于脾胃虚弱型或胃阴不足型,多属虚证,但也以虚中夹实为多。

三、治则遣方以健脾疏肝为基础,但化瘀清热贯穿于始终

劳教授认为中医对消化性溃疡治疗的经验丰富,方法甚多。常用的治则有健脾、疏肝、化瘀、清热之外,尚有养阴柔肝、祛痰利湿,或温中散寒等,但前四法最常用。既然脾胃虚弱为消化道疾病的根本病因,在溃疡中脾气虚弱与黏膜屏障功能的减弱有相似之处。健脾益气药可促进防护因子的增强,加强上皮细胞的再生,调节黏膜的血液循环。肝胃不和临床表现常为脘腹胀满、窜

痛,饮食不消,嗳气,呕恶,口臭,舌苔黄腻等。临床观察也提示肝胃不和、气滞不通与胆汁反流,自主神经功能失调所致的胃肠功能障碍的表现相似,疏肝和胃、理气止痛的药物可以调节胆汁的排泄,幽门括约肌的舒缩,抑制胃肠平滑肌的紧张度,改善胃肠道功能失调,因此劳教授认为健脾益气和疏肝和胃是治疗消化性溃疡的根本之法。但更为重要的是消化性溃疡最重要的病机特点是"瘀"和"热",劳教授紧紧抓住这一病机特点,更加强调清热化瘀是治疗溃疡病活动期的重要治法,而这一治法是贯穿于各型消化性溃疡的始终。结合药理实验和临床实践也证实了加强清热消炎化瘀,可促使溃疡的修复,从而提高疗效,具体分型论治如下。

1. **脾胃虚弱型**　以健脾益气化瘀清热为治,用健脾Ⅱ方:党参、白术、茯苓、北芪、川芎、砂仁(后下)、蒲公英、甘草。

2. **肝郁脾虚型**　先治以疏肝清热化瘀,方用和胃方:蒲公英、黄芩、郁金、川芎、丹参、瓦楞子、甘草、赤芍。

3. **肝胃不和(肝郁胃热)型**　以疏肝和胃化瘀清热为治,以四逆散合逍遥散加减:柴胡、当归、白芍、白术、茯苓、甘草、薄荷、生姜、蒲公英、黄芩、黄连、郁金。

4. **胃阴不足型**　以益胃养阴为治,养胃汤加减:沙参、麦冬、玉竹、扁豆、桑叶、甘草。

在溃疡病灶处于炎症坏死的活动期间,治疗上应在原辨证的基础上应以疏肝化瘀、清热消炎为主;处方以和胃方或四逆逍遥散加味为基础。在溃疡病处于静止期,则以健脾益气为主,兼有化瘀清热,以健脾Ⅱ方为基础。而对于老年性溃疡,常以消化功能减退为主要表现,脾胃虚弱型更为多见,同时部分患者又体现出胃阴不足的证候特点,如有胃脘部灼热痛、胃纳差、口干、舌质嫩红少苔等临床表现。考虑到胃阴不足与胃黏膜萎缩有关,在治疗老年性溃疡中教授多使用健脾益气滋养胃阴的中药治疗,而少用温燥类药物,酌加清热化瘀之品。处方以健脾Ⅱ方和益胃汤为基础。在上述辨证治疗基础上,常根据患者症状特点,选用以下药物加入以上方剂。常用的活血化瘀药有延胡索、郁金、田七、川芎、当归、甘松、乳香、没药、蒲黄、五灵脂等,或者选用理气与活血兼备的药物如延胡索、郁金、甘松、降香等。清热解毒药多选用黄连、蒲公英、白花蛇舌草等。理气止痛药有郁金、砂仁、木香、枳壳、延胡索、救必应、两面针。制酸药物有海螵蛸、牡蛎、珍珠母、瓦楞子。止血药物有地榆、白及、田七末、阿胶。祛湿药物有法半夏、藿香、薏苡仁、茵陈等。

总之劳绍贤教授采用辨证结合清热化瘀法对溃疡病各型患者进行治疗，是立足于溃疡病证型实质与病理变化共性特点的一种治疗形式，它是在辨证论治基础上经过反复实践-总结-再实践-再总结而发展起来的，是辨证论治思想的升华与结晶。

（常东）

第四节　肠易激综合征的诊治经验

肠易激综合征（IBS）是临床常见的肠功能紊乱性疾患，是一组包括与排便有关的腹痛、腹胀、排便习惯和大便性状异常、黏液便及便后不尽感，持续存在或间歇发作而又缺乏形态学和生化学异常改变可资解释的证候群。

本病缠绵日久，反复发作，严重影响患者的生活质量和工作，且发病率高，约占消化专科门诊的 1/3；加之病因病机认识的粗浅，从而决定了目前治疗学上的贫乏，所以在临床上显得比较棘手。劳教授根据自身的临床体验，认为本着审症求因、治病求本、标本兼顾的原则以中医药进行治疗，临床效果是较好的。

一、临床表现

本病属于中医"腹痛、腹泻、便秘"范畴，其病因与情志、饮食、气候、体质密切相关，病位涉及肝脾，久病或年老者可涉及肾。临床症状以腹痛为主，疼痛的程度、性质不一，多为结肠痉挛所致，且多在下腹特别左下腹明显，右下腹或脐周痛者较少；排便后可缓解，很少睡眠中发作。往往因精神紧张或抑郁不舒而发病，乃因肝郁不疏，致升降失常，不通则痛之缘故；若气机郁滞日久血脉阻滞则可扪及肠型包块，压之有痛感，少数患者脐旁压痛有定处。

患者除腹痛之外常伴排便改变，往往因肝脾不调、气滞不行而便秘，气郁化火伤阴致大便干结，排便艰难，多为 2~3 天 1 次；气滞不畅亦可出现腹胀，时有便意但便而不爽。肝乘脾致脾不健，水湿不运，可为溏泄；兼夹湿热外邪或内湿蕴聚生热，可排黏液便。素体脾虚者，大便溏泄次数可多至每天 5~6 次；日久伤肾，脾肾阳虚则大便清稀，但完谷不化者并不多见。

二、治疗特点

有关肠易激综合征的中医治疗，常分肝郁脾虚、湿热蕴结、寒热夹杂、脾胃虚弱、脾肾阳虚、肠道津亏等，常用四逆散、柴胡疏肝散、痛泻要方、葛根芩连汤、乌梅丸、参苓白术散、连理汤、四神丸、一贯煎等。劳绍贤教授认为，本病以肝脾不调、气机阻滞为主要病机。经久不愈或素体脾虚者可兼脾虚证，长夏季节常夹湿热，临证应以疏肝理脾、调理气机为主要治则；在此基础上，随证选用理气止痛、活血化瘀、健脾益气、清热化湿、养阴润燥之品；诸方之中以痛泻要方加减化裁最为理想。

痛泻要方由白术、白芍、陈皮、防风组成，各类方书认为本方泻肝补脾，或补脾柔肝。因方中白术为君药，常认为只有脾虚肝郁者才能适用；但不知白术性味苦甘温，为健脾、燥湿、运脾之品，以不同剂量、不同配伍用于不同证候可有不同效果。一般来说，脾运不健、大便溏泄者白术用15~18g；若脾气虚弱大便数天一次而不干结者，白术用30g，温运脾阳以通便，白术的双向作用与用量的大小密切相关。又由于本病以腹痛为主要症状，而方中白芍能缓急止痛，配甘草成芍药甘草汤乃治疗腹痛的经典名方。劳教授临证处方时喜用赤芍代之，其效更好；原因在于赤芍含芍药苷比白芍高，解痉止痛之效强于白芍。但赤芍、白芍均为酸寒之品，过量易出现腹泻，故痛泻要方治疗肝郁脾虚腹痛大便溏泄者，白芍量不宜过大，应小于白术所用之量。防风可散肝、舒脾、胜湿，对肠蠕动有兴奋作用，陈皮能理气、醒脾、燥湿，能抑制肠蠕动，两者合用对肠平滑肌起抑制作用，故能理气止痛。临证时为了较快达到缓解腹痛的效果，还需加延胡索、乌药、姜黄等理气之品；若痛有定处加桃仁、牡丹皮、猫爪草活血散结；两胁脘腹窜痛，或精神压抑加柴胡、郁金、合欢皮之类加强疏肝解郁之功；兼夹湿热、排黏液便、里急后重者合香连丸治之，亦可用火炭母清利湿热；泄泻而舌苔白腻湿重者合平胃散；脾虚溏泄、神疲乏力者加党参、黄精健脾益气；久泻不止者加诃子、石榴皮以收涩固泻；大便秘结干燥难解者可选中枳实、厚朴、槟榔、玄参、知母等破气通便和养阴润燥之品。IBS虽表现多种证候，但掌握其主要病机为肝郁乘脾，以痛泻要方随证加减能得心应手。

此外，由于本病多受情志与精神紧张的影响，治疗的同时须配合心理调养，使患者解除顾虑，调节生活节律，调动主观能动作用，又往往能取得事半功倍的效果。

（胡玲、刘凤斌）

第五节　溃疡性结肠炎的诊治经验

溃疡性结肠炎（ulcerative colitis，UC）是一种慢性非特异性结肠炎症，病变主要累及结肠黏膜和黏膜下层,范围多自远段结肠开始,可逆行向近段发展,甚至累及全结肠和末段回肠,呈连续性分布。主要表现为腹泻、腹痛和黏液脓血便;属"泄泻""痢疾""肠澼"范畴,其中慢性复发型又属"休息痢"范畴,慢性持续型属"久痢"范畴。劳师在五十多年行医过程中,辨证论治的思维核心是以证为本,病为枢,症为标,病证结合,从而达到治疗疾病的目的。在 UC 辨治过程中,劳师也将其辨证思维贯穿始终。

一、病因病机

劳教授认为溃疡性结肠炎的病性属本虚标实之证,素体脾虚为本,湿热毒盛、瘀血内蕴为标。现代医学认为,溃疡性结肠炎的发病主要与免疫及遗传因素相关。中医学认为"肾为先天之本""脾为后天之本,气血生化之源""正气存内,邪不可干",因而,免疫及遗传因素与脾肾关系密切。脾虚为本病发病之本,无论是外感寒热湿毒之邪,还是情志不遂肝郁所致,以及久病命门火衰引起的泄利,其结果皆表现为脾胃受损,脾虚失运,湿浊内生,混杂而下。脾虚失运贯穿于本病的各个阶段,而湿热、瘀毒为重要病理因素。岭南地区受其地域环境影响,湿热证为本病基本证候;UC 初起多为实证,以湿热证突出,正虚不明显,治疗重在祛邪。病情迁延反复,往往表现为虚实夹杂之证,治宜攻补兼施。病情缓解期,以正虚为主,重在扶正,兼以收涩固摄,慎用攻伐之品;并始终顾护胃气,"人以胃气为本,而治痢尤要",不可过于峻下攻伐。

二、分期论治

劳师在治疗溃疡性结肠炎时按病变不同分期及严重程度进行辨证论治,治疗原则为:轻度者单纯用中药,并加灌肠;中度者口服中药,灌肠并加用SASP(柳氮磺胺吡啶片);重度者在使用中药的基础上加用 SASP 及糖皮质激素(如泼尼松片,常规用量为 0.5~1mg/kg)。劳师强调若加用糖皮质激素,在使用中药的基础上可用中、低剂量,症状减轻后药物减量,减量至 15mg 时,2 周减 5mg,减至 5mg 时,继续减量则以 2.5mg 连续用 2 周直至停药。

广东地处岭南湿热区域,故本病初起多为湿热证,符合西医的急性活动期,常用自拟的溃结灵基本方加减。溃结灵方具体如下:藿香 10g,川朴 10g,法夏 10g,茯苓 30g,救必应 30g,败酱草 30g,地榆炭 30g,水蛭 5g,田七末 3g(冲服)。该方具有清热祛湿、活血化瘀、凉血止血之功效。方中救必应清热解毒,祛湿止泻,凉血止血为君药。败酱草清热祛湿,消痈排脓,活血化瘀;地榆凉血止血,解毒敛疮;水蛭活血化瘀为臣药。川朴、法夏燥湿行滞,田七去瘀生新为佐。甘草解毒和中,调和诸药为使,共奏湿祛热清、气行血畅之效。

早期或急性期患者可每日保留灌肠1次,病情缓解后可隔日灌肠。同时配合灌肠方组成:救必应30g,败酱草30g,毛冬青30g,白及15g,蚕沙30g(包煎),青黛5g(包煎),地榆30g,甘草10g。方中青黛、晚蚕沙包煎为宜,药汁不稠浊便于灌肠滴管管道通畅。大便次数多加五倍子15g;湿热重、黏液便加苦参15g;溃疡血便多加儿茶1~3g。方中救必应、败酱草清热解毒,利湿止泻,消肿排脓,青黛、白及、地榆清热、凉血、止血,毛冬青清热活血通络,晚蚕沙燥湿化浊、活血止痛,儿茶收湿生肌敛疮,甘草解毒、缓急、和药。

三、个体化治疗

在 UC 诊治过程中,劳师注重个体治疗,不仅从宏观上辨治加减用药,同时会结合肠镜下的表现,加用相关药物,或有相关药理研究证实的有效药物。

临床症状方面。在溃结灵方的基础上,若患者出现便血时加槐花15g;黏液多加漏芦15g,或苦参15g;水泻、便次多加石榴皮30g;腹胀、里急后重者,可加木香、槟榔以理气行滞;舌淡苔不厚,大便1~2次/日,无脓血加黄芪30g,白术15g,甘草6g;体倦乏力者,加仙鹤草30g;贫血者,加黄芪60g,当归10g,鸡血藤30g。

结合结肠镜下表现。溃疡性结肠炎急性活动期以黏膜弥漫性炎症为主,局部微循环障碍,劳师认为此期以清利湿热为主,佐以活血化瘀。随着炎症的发展,黏膜表面可见脓性分泌物、糜烂、黏膜坏死脱落及溃疡形成。浅表溃疡与肉芽组织的形成交替发展,并随之伴有上皮再生。最后可发展成炎性息肉。劳师认为此时可加大活血化瘀力度,并可加用漏芦以清热解毒、散结消肿,实验研究表明漏芦有明显提高细胞免疫功能,以及抗动脉粥样硬化、抗自由基过氧化、抗缺氧、抗炎、抗衰老及抗肿瘤等作用。也可加用姜黄,可活血化瘀、抗增生。

溃疡性结肠炎缓解期,大便无黏液及出血,舌苔不厚,可加黄芪、白术、甘草。取自刘完素的白术黄芪汤之意,实验研究表明白术黄芪汤有抗炎、镇痛和减缓胃肠运动,保护和修复肠黏膜等作用。缓解期用中药和柳氮磺吡啶片(SASP)维持3~4个月后,单用中药汤剂和中成药再维持治疗半年,两次结肠镜检查证明结肠黏膜完全恢复正常后停药观察。复发的病例很少。而对于激素依赖者,中药方剂中适当加用温补肾阳药物,如人参、羊藿叶、巴戟天等,在病情稳定好转时可逐渐减少激素的用量。

四、善后调护

本病的发生、发展、变化常与情志密切相关。随着疾病的迁延和反复,患者情绪常受影响。劳师在诊病过程中强调耐心倾听患者病情,并为患者详细解释病情以及相关的健康知识和诊疗建议,让患者了解该病的发生、发展过程及治疗方案,对疾病树立正确的认识,从而消除由于对疾病的不了解而产生的焦虑恐惧心理。同时嘱咐患者坚持治疗,以减少复发。饮食方面。当炎症活动时,嘱患者进食清淡、低纤维饮食有助于减轻泄泻和减少腹痛。而低脂饮食可减轻腹泻症状,因而膳食脂肪量要限制,应采用少油的食物和少油的烹调方法。缓解期应供给足够的热量、优质蛋白质、无机盐与维生素,及富有营养而易消化的少纤维食物,忌刺激性食物。

（刘凤斌、庄昆海）

第六节　慢性肝炎的辨治经验

劳绍贤教授不仅对脾胃疾病治疗有较高造诣,对肝病也积累了丰富经验;多层次总结了急性和慢性肝炎、脂肪肝、肝硬化的诊疗规律,提出治肝病需调五脏,特别善于从脾胃角度治疗肝病,效果良好。

一、临证思路

（一）重视整体,从五脏论治

劳绍贤教授提倡,肝病治疗应"不离于肝,亦不止于肝",反对见肝治肝,见病治病。应谨审病因,详辨病及何脏何腑,在气在血,痰湿所兼,根据病机的不同,采取不同的治法与方药。从中医理论看,肝炎的病机主要与肝、脾二脏关系最为密切。早期多见脾胃症状,以后逐渐出现肝的证候。脾胃湿热交蒸,可致气郁血瘀(土侮木),反过来,肝病传脾(木乘土),或肝、脾可以同病(木郁土虚)。若延久不愈,亦可伤及肾阴(子病及母)。在不同的阶段,季节和病人体质差异,肝脾二脏的病理关系又有主次的分别。

1. **脾虚**　面色淡黄,食少纳呆,口淡无味,四肢乏力,便溏,舌质淡嫩或舌胖有齿印,脉缓弱,采用党参、怀山药、莲肉、鸡内金、大枣、北芪、太子参、五爪龙、白背叶根等健脾治疗。

2. 兼湿邪　胸闷、呕吐泛恶,食下则胀,大便溏泄,纳呆乏力,舌苔浊腻,采用佩兰叶、藿香梗、草果皮、云苓、川萆薢、赤小豆、泽泻、南豆花、大豆卷、白术、陈皮等化湿治疗。若小便黄,低热缠绵不退,苔黄白浊腻,为湿热未清,或湿热内蕴。采用绵茵陈、土茵陈等化湿清热治疗。兼痰:胸闷欲呕,心悸,失眠,苔滑腻,脉弦滑,采用麦芽、谷芽、葫芦茶、布渣叶、枳实等消导化痰治疗。

3. 肝气郁结　两胁胀痛,晕眩,失眠而怒,月经不调,脉弦,采用柴胡、玫瑰花、素馨花、合欢花、川楝子、香附、郁金、川芎、枳壳等疏肝理气治疗。若肝郁化火,则目红,苔黄口苦,舌红,脉弦数,采用龙胆草、旱莲草、黄芩、黑栀子、石决明、草决明、野菊花、板蓝根、露蜂房、鸡骨草、独脚金、夏枯草、白花蛇舌草等清肝治疗,常用方为丹栀逍遥散、四逆散。

4. 血瘀　肝脾肿大,质偏硬,两胁痛,形瘦,肌肤甲错,舌质黯晦,或有斑点,脉涩,采用橘络、威灵仙、莲梗、竹茹、丝瓜络等通络治疗,采用延胡索、郁金、丹参、丹皮、归尾、赤芍、桃仁、茜草根、蒲黄、五灵脂等活血祛瘀治疗,常用方剂为失笑散。

5. 肝阴不足　头晕目眩,失眠心悸,烦躁,低热,手足心热。面色潮红,舌质嫩红,或舌尖边红,脉弦细数。肾阴不足表现:腰酸腿软,耳鸣,遗精,五心烦热,盗汗,面色晦滞,有积垢,舌质红,尺脉弱。肝肾之阴常常相互滋养,治疗采用干地黄、首乌、女贞子、蕤仁肉、桑椹、枸杞子、关沙苑、乌豆衣、桑寄生、肉苁蓉、五味子、白芍、冬虫夏草等养肝肾,常用方剂为一贯煎、六味地黄汤。阴虚内热者采用白薇、丹皮、旱莲草、地骨皮、小环钗、糯稻根等清虚热治疗。

从五脏关系论治肝脾同调。生理上脾主运化的功能主要依靠脾胃气机升降来完成,肝主疏泄气机,自然有助脾运化之功;而慢性乙肝患者,肝气郁滞可横克脾土,致脾虚肝郁之证,故论治当抑木扶土,肝脾同调。所谓"见肝之病,知肝传脾,当先实脾"。治疗应培土固本,培土可健旺脾胃;培土可以抑木,制约肝木太过,以治脾胃未病之先;培土可复其元气,促使病情好转。肝肾并补:中医认为肝藏血,肾藏精,精血互化,故生理上有肝肾精血同源之说;病理上,慢性乙肝患者多由湿热邪气为患,热灼肝阴日久伤肾,故论治当养血滋阴,柔肝补肾。脾肾同治:脾为后天之本,肾为先天之本,且脾阳根于肾阳,所以在生理上脾肾关系密切;而慢性乙肝患者,湿困脾阳日久可伤及肾阳,故治疗应温补脾肾。从气血关系论治生理上,气血关系主要包括气能生血、气能行血、气能摄血、血能生气、血能载气等五个方面;病理上,慢性乙肝患者,可因湿热之邪碍气伤血而致气血两虚、气滞血瘀的复杂证候,所以治疗应虚者益气养血,郁者行气活血。肝脏既主疏泄、喜条达,其气机的畅达能促进血脉的运行;而肝脏又能藏血,故肝病多气血瘀滞之病,因此其治疗也要兼顾气血,只是视具体情况而各有侧重。

(二)重视黄疸治疗

黄疸者多因湿热毒邪瘀结,湿热益盛,毒邪益炽,热增毒势,毒助热威,是肝病病情加重的表现。中医认为黄疸论治,遵"化湿邪、利小便、通腑气"的治疗大法。化湿邪,包括清热化湿和温中化湿;利小便,主要是通过淡渗利湿,以达到湿去黄退的目的;通腑气,主要是泻下秽浊之物,以排出蕴结在六腑中的浊气,达除湿而退黄。但临床见证若黄疸难退者,可考虑为瘀血发黄,在清热祛湿的基础上加入活血的药物如赤芍和丹皮。

(三)慢性肝病重视气血变化规律

对慢性病毒性肝炎的辨证,劳绍贤教授认为辨气血变化最为关键。慢性乙型肝炎病因多为湿热疫毒,湿热疫毒可影响肝脏疏泄功能致气机郁滞,进而导致血脉瘀阻。在病变早期,湿热毒邪比较突出,偏重于气,气郁宜疏肝,采用柴胡、茵陈、香附、郁金、青皮之属,经疏理治疗效果不佳,病情缠绵难愈者,劳绍贤教授指出应注意清降肺气。肺主一身之气,清降肺气,从而使肝郁得以解除。临证常加瓜蒌宽胸理气。病至中期,病邪则渐入于血,宜柔肝化瘀,宜白芍、桃仁、丹参、赤芍、丹皮、茜草之属,劳绍贤教授认为,理气活血忌猛宜和,常选用丹参、生鳖甲同用,除治肝脾大有良效外,对于降低免疫球蛋白亦有比较明显的作用。

(四)病情观察尤重舌诊

劳绍贤教授认为肝病舌象变化则有一定规律可循,可帮助辨证,指导临床用药。舌苔厚薄和颜色变化是观察病情进退的重点。薄苔提示病邪较轻,或为病情恢复期,或为慢性肝病稳定期,预后较好;厚腻苔提示病邪深和缠绵,病情难于短时间缓解;厚腻苔而黄为病情进展,多见于急性肝炎和慢性肝炎活动期,与肝损害明显相关。肝病出现剥苔或无苔多见于慢性肝病后期,尤见于活动性肝炎和活动性肝硬化患者。若舌质红绛,多为肝肾阴亏,毒热扰营,病情一般较重,病程较长,且肝功能反复不正常,蛋白比例倒置,甚至出现黄疸。舌质是疾病本质表现之一。急性肝炎舌多红,较少出现暗舌,随着病情好转舌质亦随之转为正常,若病情进一步发展不缓解,舌渐转暗,多提示向慢性肝病转化;舌质暗提示瘀血表现,主要在肝,也就是肝血瘀滞,舌色越暗,肝瘀越重;慢性肝病患者舌质紫暗提示不同程度的肝硬化存在。

（五）养阴与化湿，辨证而为之

由于慢性肝病湿热缠绵，湿则阻遏气机运行，致气不化津，热则易耗气伤津。阴伤而湿未去，常呈现湿热、阴虚并存的病机，表现出既有脘腹痞满、恶心呕吐、大便溏泄、舌苔厚腻或黄、脉滑数之湿热症状，又有腰膝酸软、口咽干燥、五心烦热、双目干涩、小腿转筋、爪甲枯裂、心烦失眠、便干溲赤、舌质偏红等阴虚表现。此时，养阴易滞湿、化湿又易伤阴，产生治疗上的矛盾，处理颇感棘手。劳绍贤教授根据多年的经验，权衡湿热与阴虚的缓急轻重，养阴化湿并举，湿热重于阴虚，则以清化为主，养阴为辅，反之，则以养阴为主，清化为辅。其次，选用药物要注意，化湿不过于温燥，以免伤阴，宜陈皮、砂仁、六一散之属；养阴不过于滋腻，以免助湿碍运，取白芍药、石斛、山药、枸杞子、女贞子、生地黄、北沙参等品。

（六）重视对症用药

胁痛实证用川楝子、郁金、五灵脂、蒲黄；虚证用素馨花、白芍、玫瑰花、合欢花、桑椹等柔肝之法。失眠用龙齿、酸枣仁、百合、旱莲草、女贞子、黑栀子、淡豆豉、莲子心、合欢皮、夜交藤、交泰丸。低热用白薇、地骨皮、糯稻根、石斛。湿热未清用云苓、草果皮、鸡骨草、黄芩、白薇、土茵陈。肝大用茜草根、海螵蛸、布渣叶、穿破石、鸡内金，质硬加牡蛎、鳖甲。脾大用丹参、当归尾、茯苓、鸡内金、鳖甲、柑核。出血倾向用白茅根、茜草根、旱莲草、鲜藕汁。

二、慢性肝病基本治法

由于病情错杂与体质差异，临床症状表现也不尽相同，中医对慢性肝病辨证分型各地报道不一，通过将相近者进行归纳，可以看出慢性肝炎的证候主要由湿热、肝郁、脾虚、阴虚、血瘀五种基本证候交错构成。中医治疗慢性肝炎多从以上五种病因病理基础出发。现就劳教授对以上五种基本治法的认识做一简单介绍。

（一）清热化湿

慢性肝炎早期多为湿热困脾，脾胃运化失职，脾胃为升降之枢，脾土不运必影响肝木之疏泄。湿热伤脾，脾运更加无权，脾虚生湿，湿蕴化热，内外合邪，致使湿热留羁，本病迁延不愈。湿热困脾可以出现体倦身重，脘腹胀满，恶心呕吐，胃纳呆滞，大便溏泄，口苦，舌苔黄腻，脉濡缓。治疗以清热化湿，健运脾胃，方如胃苓汤或茵陈四苓汤之类。湿热重便加重清热解毒化湿类药物如白花蛇舌草、虎杖、大叶蛇总管等药，但苦寒性药物不宜太多，否则损伤胃气，郁遏脾阳,反不利湿热的清除,适当加用砂仁、白蔻仁、陈皮、佩兰、干姜、川朴等香化中焦之湿浊,醒脾健胃之药。

(二)疏肝解郁法

湿热阻遏脾胃,运化失常,可致肝失疏泄,气机不调,肝气郁久化火。临床表现为精神抑郁、善太息,或烦躁易怒、失眠多梦、胁痛胁胀,肝木疏泄失常,可致脾胃升降失职,运化不健,症见脘腹胀闷,胃纳减少,恶心嗳气,舌边微红,苔白或微黄,脉弦。常用柴胡疏肝散或逍遥散加味化裁。可选柴胡、素馨花、郁金、白芍、川楝子、青皮、枳壳、当归等疏肝散结之药,肝郁化火或湿热未清,佐以清肝泻火祛湿之药如山栀子、龙胆草、黄芩、蒲公英、车前草之类。肝木条达则气血津液运畅。

(三)健脾补气法

湿热困脾,脾运不健,久之损伤脾胃之气,或素体脾虚,感受湿热,脾运更加无权。临证出现四肢乏力,胫酸,神疲懒言,下午腹胀,胃纳不振,大便稀溏,或劳累后肝区不适,舌胖淡,苔白薄,脉缓弱。慢性肝炎病人自始至终都有一系列的脾虚症状存在,因而强调以补脾为中心;也有认为实脾,即补脾胃之谓也,并主张慢性活动性肝炎以治肝为主,实脾为辅;慢性迁延性肝炎以实脾为主,治肝为辅。健脾益气方有四君子汤、五味异功散、补中益气汤、参苓白术散等。常用药物如党参、人参、黄芪、白术、山药、茯苓等益气药物及健脾益气方剂都有明显增强机体吞噬细胞的吞噬活性,提高 T 细胞免疫水平及激活体液免疫,促进机体生成作用。健脾益气药中适量加入陈皮、砂仁,醒脾和胃或山楂、麦芽、鸡内金健胃消食之品。《难经·十四难》"损其肝者,缓其中",脾运能健御木之克,气血生化有源,佐之补肝体以和肝用。

(四)滋补肝肾法

湿热伤脾,脾虚则气血不足,肝失所养,或肝气郁结日久化火,灼伤阴液。肝肾同源,病火入肾,肝肾阴亏,阴虚生内热。常见胁部隐痛不舒,或呈灼热痛感,神疲乏力,面色晦暗,头晕心悸,腰酸腿软,失眠多梦,或困睡多梦,心烦口干,食欲不振,舌质红少苔,脉弦细带数。一贯煎化裁,常用生地、五味子、旱莲草、女贞子、何首乌、枸杞子、夜交藤、柏子仁、功劳叶、龟甲、桑椹等。滋阴凉血中亦应顾及脾胃,参以陈皮、白术、山药、山楂、神曲、谷芽、麦芽、鸡内金等品。滋补肝肾不宜过于滋腻,以免碍脾胃之化。总之疏气化湿之品为优。

(五)活血化瘀法

慢性肝炎患者都有程度不一的瘀血病理改变,成因有三:一因湿热伤肝,肝体受损,阻滞肝藏血之功能;二因肝气郁滞,血运不畅;三因脾胃虚弱,血运无力。血症出现除瘀血伤络、血热妄行外,脾不统血、肝不藏血亦是重要原因。随着慢性肝炎病情加重,瘀血现象也逐渐明显,表现形体消瘦,面色黧黑,唇黯无华,胁肋刺痛、胀痛,肌肤甲错,胸前蜘蛛痣,胁下有块,舌质紫黯有瘀斑,脉弦而涩细。常用方如失笑散、复元活血汤(柴胡、天花粉、当归、红花、桃仁、山甲珠、大黄、甘草)。常用药如丹参、赤芍、郁金、川芎、桃仁、红花、何首乌、鳖甲、益母草、蒲黄、五灵脂之类。

以上五法只是治疗慢性肝炎最为常用之法,临床上必须结合病人具体情况灵活运用:互相参渗,有主有次,标本兼顾,才能收到满意效果。

三、肝炎病后调理

肝炎后肝活检病理检查无异常,肝脏大小及肝功能恢复正常,但部分病人仍见持续性周身乏力,头晕头胀,胸闷心慌,失眠多梦,易疲劳出汗以及食欲不振,上腹或右季肋部隐痛不适等,并与情绪状态有关,时轻时重,可持续数月到数年。肝炎后综合征可能为病后胃肠功能紊乱,或者自主神经紊乱有关,通过休息和调理即可消失。值得注意的是一些肝炎后综合征病者,肝脏组织穿刺有炎症和纤维化表现,易于肝功能又出现异常,因此肝炎后综合征病后观察时间不能过短,应重视病后调养,定期复查。肝炎病后多正气虚损,肝阴不足,脾气虚弱,余邪未清,治疗宜补中兼清。

(一)常用治法

1. **养血柔肝** 肝炎病后营阴不足,肝血衰少,肝脉乳络失于濡养,治宜养血柔肝。一贯煎或者二至丸化裁,常用地黄、白芍、桑椹子、女贞子、枸杞子、玉竹、山茱萸、北沙参、制首乌、旱莲草等药。适用于肝病后烦躁不安,失眠兴奋,眩晕低热,舌红少苔。

2. **健脾化湿** 脾虚运化失健,水湿阻滞中焦,宜健脾化湿。三仁汤或者藿朴夏苓汤化裁,脉虚取陈夏六君汤化裁,适用于食欲不振,肢体困倦,面色垢腻,口不渴或渴不欲饮,胸次痞闷,大便溏而不爽,舌苔白滑或腻,脉濡缓。湿热来侵发热,可取草果皮、茵陈、黄芩、茯苓等治之。

3. **疏肝化瘀** 肝病后多见气滞血瘀,宜疏肝化瘀。柴胡疏肝散、失笑散化裁,常在以上方剂中加入穿破石、丹参、鹰不泊、素馨花、郁金、山楂等。适用于肝区胀痛,腹胀,月经不调,脉弦。

（二）病后食疗

劳绍贤教授重视肝病病后食疗,可选用 B 族维生素、维生素 C、谷维素、刺五加等药物,改善膳食结构,适当增加动物肝脏、面、鱼类食物比例多吃豆类和绿叶蔬菜。

1. **肝肾不足者**　水鱼、乌龟、塘虱鱼、鱼胶、白鳝、猪肝、白鸽、海参、鸡蛋。

2. **脾胃虚弱**　乳鸽、鸡肉、牛奶、鸡肾、生鱼、鲫鱼、香菇、鲈鱼、糯米、鸡蛋。

3. **食疗方**

（1）枸杞粥:枸杞子 30g,大米 60g。先将大米煮成半熟,然后加入枸杞子煮熟即可食用。特别适合经常头晕目涩、耳鸣遗精、腰膝酸软患者。肝炎患者服用枸杞粥有保肝护肝、促进肝细胞再生的良效。

（2）猪肝绿豆粥:新鲜猪肝 100g,绿豆 60g,大米 100g,食盐适量。先将绿豆、大米洗净同煮,大火煮沸后再改用小火慢熬,煮至八成熟之后,再将切成片或条状的猪肝放入锅中同煮,熟后再加调味品。

（张诗军）

第七节　基于脾胃"治未病"辨治经验

脾胃为后天之本,气血生化之源,调治脾胃是养生防病、治病防变、促进康复的关键环节,劳绍贤教授于诊疗过程中处处皆体现"顾护脾胃"之思想。

一、未病先防,顾护脾胃

脾胃为后天之本,五脏本于脾胃,如《医宗必读》中说:"人体一有此身,必资谷气,谷入于胃,洒陈于六腑则气至,和调于五脏而血生,而人资之以为生者也。"《素问·玉机真藏论》亦有曰:"五脏者,皆禀气于胃;胃者,五脏之根本也。"脾胃虚衰,无以化生气血,濡养他脏,则变生疾病,故有"内伤脾胃,百病由生""百病皆由脾衰而生也"之说。劳教授认为现代的生活环境、饮食偏嗜肥甘、精神压力等因素都成为内伤脾胃的因素,遣方用药不可过于攻伐伤其胃气。由于岭南地区有炎热、潮湿之气候特点,岭南人多"湿热质",故临床上"脾胃湿热证"多见,劳教授在治疗脾胃湿热时多着眼于祛湿,祛湿以透热,分消湿热,不可过投寒凉伤伐脾胃、冰伏湿邪,时时需顾护脾胃,用药灵巧,根据湿热之邪轻重选用石菖蒲、法夏、蔻仁、厚朴、苡仁等透湿化湿,开上、畅中、渗下分消走泄,使弥漫于三焦的湿邪分道而消。

二、已病防变，调其脾胃

脾胃为气机升降的枢纽，《素问·六微旨大论》曰："升降息则气立孤危"，中焦脾土，运转四旁，气机升降出入，维持全身各脏腑的正常生理活动，因此，调达脾胃气机，健运脾胃为阻断疾病传变累及他脏之重要环节。情志过激、饮食内伤、湿热郁闭等因素皆可阻遏脾胃气机，劳教授常选木香、枳实、陈皮等调畅气机，健运脾胃；对于肝气不疏，横逆犯胃，肝胃不和者劳教授善用四逆散柔肝和胃，通降气机，劳教授认为久病多瘀，久病必入络，故常用赤芍易白芍；对于腑气不通者，劳教授常选大腹皮、厚朴、槟榔转运气机，通降腑气；对于胃气上逆，善嗳气、呃逆者，常选柿蒂、代赭石降逆和胃。此外，劳教授在继承传统辨证方法的基础上，亦重视辨证与辨病相结合，凸显中西合璧显优势，临床上针对胃黏膜病理检查见黏膜萎缩、肠上皮化生、异型增生可在益气养阴、活血化瘀、清热利湿基础上加用半枝莲、姜黄、三棱、莪术等活血化瘀散结之品，对于肠道息肉病变劳教授常用漏芦、肿节风等破结之品防其恶变，动物实验表明，肿节风能抑制肿瘤细胞的能量代谢，提高过氧化氢酶活力，对癌细胞的耗氧能力有直接抑制作用，因此，肿节风的主要作用是改善能量代谢而实现抗癌作用。从中西医结合角度做到防微杜渐。

三、瘥后防复，实其脾胃

胃气的强弱不只影响机体是否发病，而且决定着发病时病势的进退、预后的善恶。疾病初愈，正气未复，邪气未尽，加强调摄，培补正气，防止复发宜强壮后天脾胃之本。临床上溃疡性结肠炎是一种病因尚不十分清楚的结肠和直肠慢性非特异性炎症性疾病，病程漫长，常反复发作，以腹痛、泻下黏液脓血便为主要临床表现，属中医"久痢"范畴。劳教授在治疗溃疡性结肠炎缓解期，大便无黏液脓血，舌苔不厚时，常加用黄芪、白术、甘草，益气建中，金元医家刘完素《素问病机气宜保命集·泻痢论》记载："白术黄芪汤：服用煎药（指大黄汤和芍药汤），痢虽已除，犹宜此药和之……白术一两，黄芪七钱，甘草三钱。"意在调补脾胃以"实其脾气"，现代实验研究表明该方对损伤的结肠黏膜细胞具有明显的修复作用，充分体现了劳教授临证选方用药"瘥后防复"的治未病思想。

（陈瑞芳）

第四章 医案举隅

第一节 脾胃病类医案

医案1:沈某,女,39岁,2004年3月1日来诊。

主诉:复发性口腔溃疡7~8年,月月发病,曾在他处口服中药治疗,效不明显。伴神疲乏力,夜寐差,大便3~4日一行,质软,小便正常。舌嫩红,苔薄白黄,脉弦。证属脾胃伏火,兼肝肾阴虚。治以清脾胃伏火,滋肝肾之阴。

西医诊断:复发性口腔溃疡。

中医诊断:口疮(脾胃伏火,兼肝肾阴虚)。

治法:清脾胃伏火,滋肝肾之阴。

处方:

藿香12g	防风12g	石膏30g	山栀10g
女贞子15g	麦冬15g	生地15g	旱莲草15g
知母10g	砂仁10g^{后下}	怀牛膝15g	甘草6g

二诊:服药7剂后,口腔溃疡消失,大便1~2日一行,夜寐仍较差。舌嫩红,苔薄黄,脉弦滑。

处方:

藿香10g	防风12g	石膏30g	山栀10g
麦冬15g	女贞子15g	旱莲草15g	炙酸枣仁30g
麦芽30g	珍珠母30g	甘草6g	

继服10剂,夜寐改善。随诊2个月口腔溃疡未复发。

按语:口腔溃疡中医称之口疮,蒲辅周称其病因病机一由胃火,一由脾热,本病例诊为脾胃伏火兼肝肾阴虚,以钱乙泻黄散清泻脾胃伏火,以二至丸、玉女煎滋养肝胃,胃火是标,故7剂之后口疮即愈,肝肾阴虚则夜不能寐,故二诊仍守上法,标本兼治,清胃火,养肝肾,安心神,为善后之法,故口疮2个月之内未再发。口腔溃疡诊断中要特别注意患者睡眠和大便情况,舌为心之苗,心火旺而失眠者,清心火既能安神又有助于治疗口腔溃疡。大便不畅为气滞,脾胃运化失调,取生地既滋肝肾,又能通便,大便畅通,胃升降顺,则脾运化健。

医案2:花某,男,27岁,2012年5月20日初诊。

主诉:口中气味臭秽3个月。3个月前无明显诱因出现口中气味臭秽,口干欲饮,饥饿时症状加重,胃纳尚可,无胃脘胀痛,无反酸,大便正常,夜寐可,近日咽部不适,有痰阻感觉。舌边尖红,苔微黄腻,脉弦滑数,咽部稍许充血,咽后壁淋巴滤泡稍许增生。

西医诊断:慢性咽炎。

中医诊断:口臭。

中医辨证:脾胃湿热。

治法:清热祛湿,运脾行气。

处方:
藿香 10g	肿节风 30g	槟榔 10g	丁香 10g^(后下)
木蝴蝶 10g	当归 5g	白蔻仁 10g^(后下)	甘松 10g
黄连 10g	甘草 6g		

二诊:服药7剂后,患者口臭症状稍减轻,饥饿时口臭仍严重,胃纳可,咽部症状消失,二便调。舌边尖红苔白,脉弦滑。

处方:
藿香 10g	法夏 15g	石膏 30g	丁香 10g^(后下)
甘松 10g	黄连 10g	白蔻仁 10g^(后下)	槟榔 10g
川朴 10g	枳壳 10g	甘草 6g	

三诊:服药7剂后,患者口臭症状明显好转,余无特殊,舌边尖红,苔薄白,脉滑。守上方再服7剂。

四诊:患者自诉口臭症状基本消失,胃纳可,二便调,舌淡红,苔薄白,脉滑。守上方7剂巩固疗效。

按语:口臭多因脾胃伏火,胃火旺,或脾胃湿热,脾胃功能失常所致,可选用泻黄散或五香丸加减。二诊时以石膏辛甘大寒,清热凉胃,黄连清胃火祛湿,藿香、白蔻仁、法夏芳香化湿浊,甘松、槟榔、丁香、厚朴、枳壳运脾行气,使脾胃运化,升降功能正常,口臭则愈。因病者口臭口干为胃火所致,参泻黄散取石膏、藿香二味,再加黄连以清中焦伏火与湿热,运用经方需结合个体病情灵活加减才能起效。

医案3:和某,男,30岁,2012年10月初诊。

主诉:嗳气频作1周。患者胃脘痛已3年,胃镜诊为"慢性胃炎并糜烂",间断就医,症状有所反复,患者近1周来,嗳气频频,无反酸,偶有少许腹胀,或胃脘隐痛,大便正常,畏风怕冷。服用西药胃动力药效果不佳。有慢性前列腺炎病史。PE:腹软,无压痛及反跳痛,舌淡红,有齿印,苔白稍腻,脉弦。

西医诊断:慢性浅表性胃炎伴糜烂。

中医诊断:嗳气。

中医辨证:脾胃虚弱,湿阻中焦。

治法:运脾化湿。

处方:藿香 15g　　砂仁 10g^{后下}　　柿蒂 30g　　川朴 15g

木香 10g^{后下}　　蒲公英 15g　　法夏 15g　　茯苓 15g

陈皮 10g　　苏梗 15g　　珍珠母 30g^{先煎}　　生姜 10g

甘草 6g

二诊:服药 7 剂后,患者嗳气减少,无明显腹痛,有少许腹胀,大便正常,仍有怕冷。舌淡红有齿印,苔薄白,脉弦。

处方:柴胡 10g　　法夏 15g　　柿蒂 30g　　赤芍 10g

党参 30g　　大腹皮 15g　　枳壳 15g　　木香 10g^{后下}

蒲公英 15g　　陈皮 10g　　苏梗 15g　　甘草 6g

三诊:服药 7 剂后,患者嗳气明显减少,无胃胀,偶有少许上腹隐痛,大便正常,怕冷,怕风,足底及背部尤甚。舌淡红有齿印,苔薄,脉弦。

处方:党参 30g　　法夏 15g　　救必应 30g　　五爪龙 30g

白术 15g　　木香 10g^{后下}　　桂枝 15g　　羊藿叶 15g

茯苓 15g　　苏梗 15g　　陈皮 10g　　柿蒂 30g

甘草 6g

服药 7 剂后,患者药后嗳气已基本消失,无痛,畏冷明显好转。守上方再7 剂,巩固疗效,未再复诊。

按语:患者畏冷,胃痛多年,舌体胖齿印,苔微腻,是脾虚不运化,湿阻中焦,胃气上逆,故嗳气不止。先运脾化湿,清浊安中汤加减治之。待湿去,再健脾理气降逆,用四逆散合香苏饮加减,嗳气逐渐减少。先治标,后治本,三诊以陈夏六君子汤加桂枝、五爪龙补气通阳和营卫,羊藿叶温肾阳以补先天,脾肾双补,运化升降功能,复健,怕风畏冷等诸症消失。

医案 4:郑某,女,28 岁,2014 年 4 月 25 日初诊。

主诉:胃脘部胀闷 3 个月余。于 3 个月前无明显诱因下开始出现胃脘部胀闷感,餐后尤甚,无明显胃脘痛。现前来就诊,症见:胃脘部胀闷,餐后为甚,嗳气频,无胃脘痛,时有灼热烧心,胃纳欠佳,大便正常。舌质红,苔黄腻,脉弦。

西医诊断:慢性胃炎。

中医诊断:胃痞。

中医辨证:脾胃湿热,阻滞中焦证。

治法:清热化湿,行气消胀。

处方:清浊安中汤加减。

石菖蒲 15g	川朴 15g	法夏 15g	白蔻仁 10g^{后下}
苏梗 15g	陈皮 15g	柿蒂 30g	木香 10g^{后下}
枳壳 15g	救必应 30g	山栀子 10g	大腹皮 15g
麦芽 30g			

14 剂,每日 1 剂,水煎服。

二诊:胃胀改善,嗳气减轻,近日胃脘隐痛,胃纳可,口臭,多梦,大便正常,舌质淡红,边有齿印,苔薄白,脉弦。治以清胃泻火、祛湿运脾为法,方用泻黄散加减。

处方:

藿香 10g	山栀子 10g	防风 15g	石膏 30g
苏梗 15g	陈皮 15g	柿蒂 30g	木香 10g^(后下)
大腹皮 15g	枳壳 15g	救必应 30g	甘草 6g

14 剂,每日 1 剂,水煎服。

三诊:胃胀少,嗳气消失,偶有反酸,仍有胃脘隐痛较前明显减轻,胃纳可,大便正常,口臭不明显,近日智齿牙龈肿痛,舌淡红,舌根部微腻。仍以清胃泻火、理气消胀为法,照上方加肿节风清热解毒,消肿止痛,麦芽健胃消食。14 剂,日服 1 剂。

按语:胃胀、嗳气频发为气滞中焦;胃气上逆、舌苔黄腻是湿热之证。湿热最易致脾胃运化失常,中焦受阻。治宜化湿理气为主,石菖蒲、白蔻仁、川朴、法夏化湿运脾,木香、苏梗、陈皮理气和胃,柿蒂降逆止嗳气,再取枳壳、大腹皮药对消胀,可取得较好效果。但气滞从火化出现口臭、牙龈痛,故二诊、三诊以泻黄散为主,加用理气消胀、和胃降逆之药而诸证可除。

医案5:李某,女,54 岁,2014 年 4 月 11 日初诊。

主诉:吞食不顺半年。半年前开始出现吞食不顺,吞食时需饮水才能下咽,或嗳气后胸臆才缓解,胃脘部无疼痛,胃纳尚可,大便正常,舌淡红,苔根部浊腻,脉弦。

西医诊断:贲门失弛缓症。

中医诊断:噎膈。

中医辨证:湿热中阻证。

治法:祛湿和中,理气降逆。

处方: 清浊安中汤加减。

藿香 10g	川朴 15g	法夏 15g	威灵仙 30g
苏梗 15g	陈皮 15g	柿蒂 30g	木香 10g^(后下)
姜黄 15g	赤芍 15g	甘草 6g	

共 7 剂,每日 1 剂,水煎服。

二诊: 吞食不顺感稍有改善,嗳气后胸翳才缓解,胃纳可,大便正常,舌淡红苔薄腻,脉弦。治以祛湿和中、理气活血为法,照上方,去姜黄,加地龙和砂仁各 10g。

三诊: 吞食时仍有梗阻感,嗳气少,偶有呕吐,大便 1 日 1 次,有痰,舌淡红,苔薄白,脉弦。治以健脾行气为法,方用六君子汤加减。

处方: 党参 30g	白术 15g	茯神 15g	陈皮 15g
苏梗 15g	法夏 15g	柿蒂 30g	木香 10g^(后下)
灵仙 30g	莪术 15g	砂仁 10g^(后下)	甘草 6g

其后门诊照上方治疗 3 个月,随访,吞咽不顺感明显好转,仅吞食量大时才觉有梗阻感。

按语: 贲门失弛缓症,中西医都是难治之病,患者不愿手术治疗,曾用中药代赭石及西药消心痛类药物均有反应,拒绝再次使用,前来门诊求诊。中医根据其临床表现归属于"噎膈"范畴。噎膈是指吞咽食物哽噎不顺的疾患。噎即噎塞,指吞咽时哽噎不顺;膈为格拒,指饮食进入便可出现呕吐。两者似有轻重之分,但时有两者同时出现。其病机多属气滞、痰阻、血瘀。本病例属噎证,以理气、活血、和胃降逆为主要治法,患者脾胃运化失职,湿阻气滞,故先以芳香化浊、祛湿和胃,2 周以后,腻苔已除,痰湿已祛,因年老体弱,改以健脾益气,和胃降逆,活血祛瘀为基本治法,香砂六君子汤加莪术、威灵仙,症状渐有改善。能否根治当待观察。

医案 6: 周某,女,57 岁,2003 年 12 月 8 日来诊。

主诉: 因严重呕吐清涎 1 个月来诊,伴食后胃脘痞胀,口淡不欲饮水,纳差,大便正常,小便黄。舌淡胖,苔薄白腻,略有芒刺,脉沉。证属肝胃虚寒,痰湿阻胃。

中医诊断: 呕吐。

中医辨证: 脾胃虚寒,痰湿阻胃。

治法: 暖肝温胃,化痰祛湿。

处方: 党参 30g | 吴茱萸 30g | 法夏 12g | 台乌药 10g |

柿蒂 30g	苏梗 15g	陈皮 10g	广木香 10g^(后下)
砂仁 10g^(后下)	蒲公英 30g	生姜 3 片	甘草 6g

二诊:服药 8 剂,症状明显减轻,呕吐清水明显减少,纳食转佳,口淡不欲饮水,舌淡胖,苔薄白腻,略有芒刺,脉沉。

处方:

党参 30g	吴茱萸 30g	法夏 12g	陈皮 10g
广木香 10g^(后下)	砂仁 10g^(后下)	干姜 10g	白术 15g
甘草 6g			

服 12 剂后愈。

按语:本例是以呕吐清涎为主症,故以《伤寒论》吴茱萸汤证为辨证论治思路,《伤寒论》中有三条用吴茱萸汤的经文:一为阳明篇 243 条;二为少阳篇 309 条;三为厥阴篇 378 条。症状虽有不同,而肝胃虚寒,浊阴上逆所致则同,方中重用吴茱萸、党参治肝胃虚寒,配伍陈皮、法夏化痰祛湿;取台乌药、广木香、砂仁行气宽中,柿蒂降逆,调理脾胃之升降。因见患者小便黄,故取蒲公英清胃热,防吴茱萸之辛燥,待症状缓解再诊时,守其原法,可精简药味以善其后。

医案 7:陈某,女,61 岁,2000 年 2 月 27 日来诊。

主诉:患者 1 年来胃胀,食后即吐,吐后则舒,情绪不安时症状加重,纳呆,大便正常,苔薄黄,脉弦。上消化道钡剂提示为贲门失弛缓症。

西医诊断:贲门失弛缓症。

中医诊断:呕吐。

中医辨证:肝胃不和。

治法:疏肝和胃降逆。

处方:

柴胡 12g	枳壳 12g	白芍 10g	法夏 15g
代赭石 30g	白术 15g	甘草 6g	

二诊:服药 7 剂后症状稍有减轻,多食后仍有呕吐,吐后则舒,纳呆,大便正常,苔薄白,脉细弦。

处方:

柴胡 12g	枳壳 12g	法夏 15g	柿蒂 20g
代赭石 30g	白芍 10g	威灵仙 20g	生甘草 6g

服药 7 剂。

三诊:3 月 17 日复诊诸症均和,苔薄白,脉细弦,守前方巩固。

按语:患者曾服西药多潘立酮片、腹可安片及理气和胃中药多时,症状没有明显改善,而经予疏肝降逆和胃之剂,症状改善。发现威灵仙、代赭石合用对贲门失弛缓症有较好疗效,其作用值得进一步研究。

医案 8：蔡某,男,73 岁,1984 年 4 月 27 日初诊。

主诉：上腹部间歇隐痛 40 年,加剧 4 个月,呕吐已 2 天。上腹部间歇隐痛,胃镜检查发现胃小弯溃疡,边缘凹凸不平,诊断为胃体癌,入住某医院外科,于 1984 年 4 月 20 日手术探查,术中见腹腔内积血性腹水约 200ml,胃体右后臂靠小弯有一凹凸不平的大包块,约 12cm×18cm 大小,质较硬,浸润至胰尾、脾、左肾及后腹膜腹主动脉较为固定,考虑癌肿已广泛转移侵犯了脾、肾、胰等器官,失去手术根治机会而关腹,拆线 1 周后时有呕吐,饮食极差,经单位领导介绍前来我院门诊治疗。症见：上腹隐痛,阵发加重,时伴恶心、呕吐胃内容物,纳呆,大便量少,小便尚调。

体格检查：神清,精神疲倦,消瘦,心胸肺查体未见异常,腹部手术切口愈合良好,轻压痛,无反跳痛,左上腹可扪及一包块约 3cm×4cm,肝脾肋下未触及,肠鸣音正常。舌红,苔黄腻,脉细弦。

辅助检查：胃镜：胃小弯溃疡,边缘凹凸不平,考虑为胃体癌。

西医诊断：胃体癌并脾、肾、胰多发转移手术后。

中医诊断：呕吐,胃脘痛。

中医辨证：脾胃湿热,气滞血瘀。

治法：化湿和胃,降逆止呕,先治其标。

处方：

藿香 15g	川朴 15g	法夏 15g	陈皮 10g
木香 10g(后下)	砂仁 10g(后下)	柿蒂 30g	生姜 10g
延胡索 15g	郁金 15g	麦芽 30g	甘草 5g

共 7 剂,每日 1 剂,水煎温服。

二诊：精神好转,诸症均较前减轻,舌红,苔黄稍腻,脉细弦。效不更方,守前方 7 剂,煎服法同前。

三诊：治疗 2 周后,精神好转,胃纳明显增加,恶心、呕吐已止,上腹时有隐痛,大便正常,舌红,苔黄,脉弦。考虑患者久病入络成瘀,故加强活血化瘀之功。

处方：

白花蛇舌草 30g	白茅根 30g	穿破石 30g	陈皮 10g
法夏 10g	半枝莲 30g	莪术 15g	蜈蚣 3 条
全蝎 6g	延胡索 15g	郁金 15g	甘草 5g

共 7 剂,每日 1 剂,水煎温服。

四诊：患者精神可,诉上腹痛程度均减轻,无腹胀,无恶心呕吐,纳眠可,二便调。舌红,苔黄,脉弦。守上方,煎服法同前。患者对中医药治疗充满信心,坚持中医药门诊治疗,每年做胃镜复查,坚持每 1~2 日服上方加减治疗 1 年,嘱患者饮食以新鲜为主,常食香菇,症状基本消失,偶有胃脘部不适。1985 年 4 月复查胃镜,胃角仍可见一浅溃疡,约 1.0cm × 1.5cm,病理提示(胃角黏膜)高度不典型增生,可疑癌变。继续坚持中医药治疗,守前方加减,第 3 年复查胃镜提示胃小弯溃疡消失,病理检查未发现癌变。前后一共坚持治疗 5 年,除服中药之外,平均 1 年食香菇数十千克,症状消失,饮食正常,二便正常,后因皮肤病改去皮肤科门诊治疗,据单位同事云患者 80 余岁寿终。

按语:患者因胃癌晚期多发转移失去手术根治机会而求中医药治疗。胃癌属于中医脾胃病范畴,辨病与辨证相结合。中医认为癌肿属毒瘀互结,故治以清热解毒、活血散结为主,其中白花蛇舌草、白茅根、半枝莲以清热解毒,穿破石、全蝎、蜈蚣以活血通络散结,莪术化瘀散结。胃手术后,气血瘀滞,升降失常,恶心呕吐,难纳水谷。先以藿朴夏苓汤化湿和胃,含香砂、陈皮、生姜、柿蒂降逆止呕,延胡索、郁金理气活血止痛,麦芽纳谷,甘草和中,先理脾和胃降逆,先治标后治本。胃癌的治疗中还必须时刻牢记顾护脾胃。但顾护脾胃之意不在于运用大量补益药,而体现在其一:慎用厚腻滋补,胃癌晚期患者往往表现出不同程度阴阳气血不足之象,若因此而投入大量大补之品有可能妨碍胃气,适得其反;其二,抓住胃以通为用、以降为和的生理特征,在治疗中无论攻邪或扶正,不忘配伍适量理气和胃之品,方中陈皮理气和胃化痰,半夏为降逆和胃,延胡索、郁金以行气止痛。其三,提醒病人日常生活注意保护脾胃功能,嘱病人饮食新鲜、易消化之品,另外现代药理学证实香菇中含"香菇多糖",其具有抑癌作用和增强免疫功能,故嘱患者多食香菇。患者坚持 5 年中医药治疗,终获良效。患者性情温和、乐观,饮食调理适当也是发挥疗效的重要因素。

医案 9:老某,男性,55 岁,2004 年 11 月 29 日初诊。

主诉:胃脘隐痛 1 年余。诊见:胃脘隐痛,饥饿时多发,伴反酸、嗳气、口苦、口稍黏腻,纳可,便调,舌淡红,苔黄腻。脉弦细。2004 年 5 月 18 日电子胃镜检查示:慢性浅表糜烂性胃炎。

西医诊断:慢性浅表性胃炎伴糜烂。

中医诊断:胃脘痛。

中医辨证:湿热蕴结中焦。

治法:清化湿热,行气安中。

处方:

藿香 12g	厚朴 12g	法半夏 12g	茯苓 30g
郁金 15g	延胡索 15g	广木香 10g^(后下)	苏梗 15g
佛手 12g	柿蒂 30g	珍珠母 30g^(先煎)	麦芽 30g

服 8 剂后,胃痛明显减轻,稍反酸,嗳气消失,口稍苦,二便可,舌淡红,苔薄黄,脉弦细。湿已去半,继以清热祛湿,略加强清热之力。

处方:

藿香 10g	厚朴 12g	法半夏 10g	茯苓 15g
郁金 15g	广木香 10g^(后下)	苏梗 12g	佛手 12g
柿蒂 30g	黄芩 12g	蒲公英 30g	麦芽 30g

服药 8 剂后,诸症消失,食欲增加。复查电子胃镜示:慢性浅表性胃炎(轻度)。随访半年,未再发作。

按语:慢性胃炎湿热证占门诊十分之六七,舌苔黄腻者可用清热化湿、理气和胃之法治之,祛湿有芳香化湿、苦温燥湿、甘淡渗湿之别。根据病者之舌苔黄腻厚薄,苔黄口苦之差异,在用药上要有所偏重。结合病与症状的特点,方中必加理气止痛、和胃降逆之品,标本兼治才能收效。

医案 10:黄某,男,56 岁,2001 年 3 月 9 日诊

主诉:患者 18 年前因胃出血做了胃大部分切除术。胃脘隐痛、食后胃胀,口干、口苦,嗳气,矢气多,大便干结,舌红,苔微黄腻,脉弦。胃镜示:残胃炎伴吻合口糜烂。

西医诊断:残胃炎。

中医诊断:胃痛。

中医辨证:肝胃郁热。

治法:疏肝和胃,清热降逆。

处方:

柴胡 12g	枳壳 15g	赤芍 15g	广木香 12g^(后下)
丹皮 12g	台乌 15g	柿蒂 30g	蒲公英 30g
绵茵陈 30g^(后下)	甘草 6g		

二诊:服药 6 剂后胃脘隐痛、食后胃胀减轻,嗳气,矢气多,大便畅,苔微黄腻,脉弦。

处方:

柴胡 12g	枳壳 12g	广木香 12g^(后下)	赤芍 10g
柿蒂 30g	台乌 15g	莪术 12g	丹皮 12g
川芎 10g	半枝莲 30g	白花蛇舌草 30g	甘草 6g

三诊:服药 7 剂,2001 年 4 月 22 日复诊:未觉明显不适,大便正常,苔薄白,脉微弦。胃镜示:残胃炎。

处方:

柴胡 12g	枳壳 12g	广木香 12g	台乌 15g
赤芍 10g	莪术 12g	丹皮 12g	半枝莲 30g
白花蛇舌草 30g	甘草 6g		

继服巩固疗效。

按语:疏肝降逆和胃是促进胃排空、抑制胆汁反流的重要措施,川芎的活血行气作用对于促进吻合口炎症的消失有重要作用,但应中病即止,不需长期应用;另外在辨证的基础上加莪术、半枝莲、白花蛇舌草活血解毒是治疗萎缩性胃炎癌前病变的有效方法,胃切除术 15 年后,胃癌的发生率相对提高,从"治未病"的思想指导,并经临床长时间观察,应用此法治疗残胃炎也有一定程度的预防其癌变的作用。

医案 11:廖某,女,73 岁,2014 年 6 月 11 日来诊。

主诉:脘腹疼痛十余天。胃脘部疼痛不适十余天,伴上腹灼热,烧心,胃胀,胃痛,食后加剧,无反酸,嗳气少,胃纳少,口干,大便日一次,梦多。舌红嫩,舌前无苔,舌根苔腻,脉弦细。

西医诊断:慢性浅表性胃炎。

中医诊断:胃脘痛。

中医辨证:气阴两虚,兼湿热阻中。

治法:益气养阴,行气消滞,和胃止痛。

处方:

党参 30g	石斛 15g	赤芍 10g	枳壳 15g
木香 10g^(后下)	苏梗 15g	陈皮 10g	大腹皮 15g
山栀 10g	丹参 20g	珍珠母 30g^(先煎)	麦芽 30g
甘草 6g			

二诊:服药 14 剂后,患者胃脘疼痛消失,烧心减,仍感胃胀,食后加剧,嗳气,纳少,口干,大便日一次,舌嫩红,舌前少苔,舌根苔腻,脉弦细。

处方:

党参 30g	石斛 15g	陈皮 15g	柿蒂 15g
木香 10g^(后下)	苏梗 15g	大腹皮 20g	枳壳 15g
山栀子 10g	台乌 15g	砂仁 10g	救必应 30g
甘草 6g			

三诊:胃烧灼感消失,胃纳可,欲食好,但餐后作胀,食少,无饥饿感,嗳气,大便 2~3 天一次,成形不畅,量少,口干,偶有肠鸣,舌质嫩红,根黄腻,脉弦。

处方:

党参 30g	石斛 15g	赤芍 10g	枳壳 15g
木香 10g^(后下)	苏梗 15g	陈皮 15g	柿蒂 15g
大腹皮 20g	干姜 5g	麦芽 30g	法夏 15g
甘草 6g			

按语:本案证属脾胃虚弱,气阴两虚。脾胃虚弱,不能运化水谷,水湿内

阻,气机不畅,湿郁化热而致诸症,用党参健脾益气,石斛养阴,而不碍湿,枳壳、木香、苏梗、陈皮、大腹皮、麦芽行气消胀,山栀子、赤芍、丹参清热凉血,改善胃炎糜烂,珍珠母安神。药后胃脘疼痛消失,烧心感减轻,病以胀气为主,故二诊时在原方基础上加用柿蒂、台乌、砂仁理气消胀,睡眠改善,故去珍珠母、丹参,加救必应清热止痛。三诊时,患者胃痛、烧灼感消失,仍感食后饱胀不适,肠鸣、便少,在原方基础上再加芍药配枳壳、大腹皮,大便能畅。加干姜、法夏,仿生姜泻心汤之意,和胃降逆,宣散肠中水气,开结除痞,调和脾胃,以求建功。

医案12:张某,男56岁,2014年7月1日来诊。

主诉:胃脘痛3年,现发1周。胃脘痛反复发作3年,近日胃痛又作。多食腹胀,嗳气,胃纳可,大便干,日一次。舌质红,苔黄腻厚,脉弦。

辅助检查:2013年11月胃镜检查示:胃角溃疡。

西医诊断:胃角溃疡。

中医诊断:胃痛。

中医辨证:脾胃湿热。

治法:清热祛湿,行气止痛。

处方: 藿香10g	佩兰15g	厚朴15g	半夏15g
木香10g(后下)	苏梗15g	陈皮15g	柿蒂10g
救必应30g	延胡索15g	半枝莲30g	莪术15g

二诊:服药14剂后,胃脘痛消失,无胃胀,纳食乏味,大便干,日一次,难解,舌质红,苔黄腻,脉弦。

处方: 藿香15g	厚朴15g	半夏15g	地榆20g
木香10g(后下)	苏梗15g	陈皮15g	救必应30g
蒲公英30g	延胡索15g	半枝莲15g	麦芽30g

按语:本案为脾胃湿热证。时下正值天气炎热,湿热之气盛行,加之患者胃病3年,脾不健运,湿浊中阻,内外因素导致患者病情再发。方中运用藿香、佩兰芳香化湿,厚朴、半夏苦温燥湿。木香、苏梗、陈皮、延胡索行气运湿,柿蒂降气,救必应、半枝莲清热,莪术活血化瘀。本方以祛湿通滞为主,佐以清热。湿开则热易散。药后患者胃脘痛消失,以热象为主,在此基础上去佩兰、苏梗、柿蒂、莪术,加用蒲公英加强清热作用。麦芽健脾开胃,增加食欲,结合中药药理作用,地榆、蒲公英尚能治胃炎,通便。佐用半枝莲、莪术之类以防胃溃疡恶变。整方运用清热祛湿,行气和胃止痛使患者病情得以缓解。另嘱病者继续治疗定期复查,症状缓解不等于病的根治。

医案 13:林某,女,58 岁,2012 年 3 月 13 日来诊。

主诉:胃脘部时痛数月、稍胀,嗳气,大便正常,脉缓,舌质淡红,苔薄白。
胃镜示:慢性浅表性胃炎。

西医诊断:慢性胃炎。

中医诊断:胃痛。

中医辨证:肝胃不和。

治法:疏肝和胃,行气降逆,清热活血。

处方:柴胡 10g　　赤芍 15g　　枳壳 15g　　木香 10g^(后下)
　　苏梗 15g　　陈皮 10g　　柿蒂 30g　　延胡索 15g
　　郁金 15g　　救必应 30g　　七叶莲 30g　　蒲公英 30g
　　甘草 6g

二诊:服药 7 剂后,胃痛减,咽痛,胃胀,仍嗳气,胃纳可,大便正常。

处方:柴胡 10g　　赤芍 15g　　枳壳 15g　　木香 10g^(后下)
　　苏梗 15g　　陈皮 10g　　柿蒂 30g　　延胡索 15g
　　郁金 15g　　救必应 30g　　岗梅根 30g　　甘草 6g

三诊:服药 7 剂后,胃痛又减,胀少,嗳气基本消失,大便正常,脉细,舌质淡红苔净。

处方:柴胡 10g　　赤芍 15g　　枳壳 15g　　木香 10g^(后下)
　　苏梗 15g　　陈皮 10g　　柿蒂 30g　　延胡索 15g
　　蒲公英 30g　　救必应 30g　　大腹皮 15g　　甘草 6g

按语:患者以胃脘痛为主症,故当属中医胃痛范畴,本证肝胃不和,舌质淡红,苔薄白为诊断要点。病位在肝、胃。肝气郁结,不得疏泄,肝木克土,横逆反胃,胃失和降,气滞不通,不通则痛,故胃脘痛;六腑者,传化物而不藏,实而不能满,以通为用,胃亦以降为顺,今胃失和降,故胀满、嗳气。治胀以理气为要,除满以降逆为先。并在理气降逆的同时,配伍疏肝、活血、清热药物。本例治以疏肝和胃,行气降逆,佐以清热。方用四逆散加味。柴胡疏肝解郁,赤芍柔肝、止痛;枳壳行气降逆,甘草缓急止痛;木香行气止痛;气滞可致血滞,血滞反阻气行,延胡索、郁金行气解郁,能行血中气滞、气中血滞,可治气凝血结、上下内外诸痛;苏梗、陈皮、柿蒂,和胃行气降逆;气有余便是火,肝气郁滞,郁而生热,故用赤芍入血分而清热,救必应、蒲公英,清解郁热。

医案 14:梁某某,女,48 岁,2014 年 5 月 28 日初诊。

主诉:右胁部痞满不适半年。半年前无明显诱因下出现右胁部痞满不适,胸骨后翳痛,胃纳可,无嗳气,大便一日 1~2 次,烂便,便前伴有右下腹痛。

西医诊断:①胃炎;②胃体息肉钳除术后;③乙状结肠息肉钳除术后。

中医诊断:痞满。

中医辨证:气机郁滞。

治法:疏肝理气开郁。

处方:四逆散加减。

柴胡 10g	赤芍 10g	枳壳 15g	陈皮 15g
苏梗 15g	救必应 30g	大腹皮 15g	木香 10g^(后下)
柿蒂 15g	姜黄 15g	薏苡仁 30g	甘草 6g

二诊:服药 7 剂后,右胁痞满不适,胸翳痛消失,下腹隐痛,大便一日 1~2 次,先干后烂,无黏液,胃纳一般,舌红,苔根部浊腻,脉弦细。治疗以清热祛湿、行气消痞为法。

处方:藿朴夏苓汤加减。

藿香 10g	川朴 15g	法夏 15g	佩兰 15g
苏梗 15g	陈皮 15g	救必应 30g	木香 10g^(后下)
姜黄 15g	苡仁 30g	大腹皮 15g	枳壳 15g
漏芦 15g			

按语:本病例为病证结治法,初以四逆散针对气机郁滞,症状缓解后,见舌苔浊腻后,改用清浊安中汤加减。针对息肉病,中医只能从整体辨证的基础上结合息肉的部位在胃还是在结肠,及息肉的性质、病理情况而选用具有针对性的中药,如姜黄、陈皮、苡仁之类。药理实验证明姜黄可活血化瘀、抗增生。在结肠息肉可以选用漏芦、莲蓬之类的中药。漏芦可清热解毒、散结消肿,实验研究表明漏芦有明显提高细胞免疫功能,以及抗动脉粥样硬化、抗自由基过氧化、抗缺氧、抗炎及抗衰老等作用。

医案 15:蔡某,女,49 岁,2011 年 10 月 26 日来诊。

主诉:因胃脘痛 7 年,反复胃镜检查为"慢性浅表性胃炎、胃多发息肉"而就诊。于 2007 年 1 月、2011 年 12 月、2012 年 1 月、2012 年 4 月因胃多发性息肉行高钡电凝切除,每次都有 6~7 粒,部分带蒂。仍有个别小息肉未切除。病理提示:符合多发性增生性息肉。痞满,时有左上腹隐痛,嗳气,偶有烧心。大便成形,每日 2 次,体倦乏力,脉细,舌质淡红舌根黄腻厚苔。

西医诊断:慢性浅表性胃炎,胃息肉。

中医诊断:痞满。

中医辨证:脾胃湿热,气滞血瘀。

治法:清热祛湿,行气导滞,活血化瘀。

处方:
石菖蒲 15g	木香 10g^(后下)	救必应 30g	山栀子 10g
川朴 15g	苏梗 15g	姜黄 15g	仙鹤草 30g
法夏 15g	陈皮 10g	莪术 15g	茯苓 15g
柿蒂 30g	半枝莲 30g		

7 剂。院内制剂:胃炎消 2 瓶,每日 2 次,每次 5 片。

二诊:胃脘隐痛减轻,嗳气减少,工作繁忙,时见头晕、眼花、乏力,睡眠尚可,大便 1 日 1 次。脉弦细,舌根黄腻。

处方:
石菖蒲 15g	救必应 30g	仙鹤草 30g	白蔻仁 10g^(后下)
姜黄 15g	五爪龙 30g	川朴 15g	木香 10g^(后下)
黄精 15g	法夏 15g	柿蒂 30g	茯苓 30g

7 剂,每日 1 剂,水煎服。

三诊:患者外地工作,守上方在当地服用半年后胃镜复查示:食管下段黏膜充血,局部糜烂,胃窦黏膜充血水肿,红白相间,以红为主,散在糜烂,未见黏膜息肉出现。就诊时,胃脘时有隐痛,胃胀少,胃纳可,精神尚可,大便正常,舌质淡红,根苔黄腻,脉细。

处方:
石菖蒲 15g	救必应 30g	莪术 15g	白蔻仁 10g^(后下)
姜黄 15g	半枝莲 30g	川朴 15g	木香 10g^(后下)
仙鹤草 30g	法夏 15g	陈皮 10g	五爪龙 30g

14 剂,每日 1 剂,水煎服。

患者偶有来门诊复诊,因工作繁忙偶有胃部不适,按上方取药,服数剂,坚持服用我院制剂胃炎消,每日 3 次,每次 5 片,于近日胃镜复查,诊断为:胃炎并糜烂,但比上次胃镜明显好转。未见息肉出现。

按语:痞满为胃炎常见症状,或兼有胃脘痛、嗳气等其他症状。息肉有良性、恶性之分,根据病理结果来决定治疗方案,增生性息肉可以根据中医辨证论治的基础上使用一些抗肿瘤、抗增生的药物如莪术、姜黄、半枝莲、肿节风之类,可以达到较好的效果。但一般需要疗程半年至一年才能见效。胃炎消是广州中医药大学第一附属医院制剂,是我校脾胃研究所牵头由劳绍贤教授主持的国家"八五"科技攻关课题研究成果,由党参、田七、莪术、半枝莲等药物组成。

医案 16:梅某,男,69 岁,2014 年 4 月 18 日初诊。

主诉:反复胃脘胀闷 5 年。于 5 年前无明显诱因下开始出现胃脘部胀满,无嗳气反酸,胃纳及睡眠可。曾在外院门诊治疗,胃脘胀满感反复发作。近日行胃镜检查示:①慢性胃炎合并糜烂;②胃息肉钳除术后。现患者为求进一步治疗,门诊来诊,症见:胃脘部胀满,无嗳气反酸,胃纳尚可,大便正常。舌暗红,质嫩,无苔,脉弦细。

西医诊断:①慢性浅表性胃炎并糜烂;②胃息肉钳除术后。

中医诊断:胃痞。

中医辨证:气阴两虚,气血瘀滞证。

治法:补气养阴,解毒祛瘀。

处方:胃炎消方加减。

党参 30g	石斛 15g	五爪龙 30g	仙鹤草 30g
怀山药 30g	苡仁 30g	陈皮 15g	莪术 15g
半枝莲 30g	蚤休 15g	肿节风 15g	甘草 6g

21 剂,每日 1 剂,水煎服。

院内制剂:胃炎消 2 瓶,每日 2 次,每次 5 片。

二诊:胃胀,嗳气少,胃纳一般,大便正常。舌暗红,质嫩,少苔。

处方:
党参 30g	石斛 15g	苡仁 30g	陈皮 15g
莪术 15g	半枝莲 30g	蚤休 30g	肿节风 30g
仙鹤草 30g	蛇舌草 30g	大腹皮 15g	枳壳 15g
甘草 6g			

7 剂,每日 1 剂,水煎服。

院内制剂:胃炎消 2 瓶,每日 2 次,每次 5 片。

按语:胃炎消功能补气养阴、理气活血、清热散结,本方适用于慢性萎缩性胃炎、胃溃疡、胃癌手术后吻合口炎、胃癌癌前病变等病中医证属气阴两虚兼瘀热互结者。辨证诊断要点为舌淡红质嫩或嫩红舌前部少苔,本方是针对气阴两虚及胃黏膜病理提示有肠上皮化生、异型增生而设。结合本病例,患者素有胃病多年,年龄较大,体质消瘦,舌暗红,质嫩,无苔,为气阴不足兼有气滞血瘀。胃黏膜呈萎缩糜烂,伴肠化、不典型增生,个别息肉呈中度不典型增生,属癌前病变范畴。经过病证结合用药,坚持治疗是可以逆转的。方中党参、石斛具有补气养阴之功,为主药。去大腹皮、枳壳行气消胀,其他药味具有清热解毒、活血散结之效,是针对糜烂异型增生而选用。经过 5 个月调治,胃镜复查,胃黏膜未见糜烂及息肉。

医案 17:李某,男,65 岁,2001 年 4 月 20 日来诊。

主诉:咽中如物梗阻半年余,胃胀,嗳气,食后尤甚,口干,口苦,矢气多,大便干燥欠通畅,有时伴黏液,苔黄腻,脉弦。胃镜检示贲门息肉 0.8cm×0.8cm,病理检查为食道炎症鳞状上皮增生。

西医诊断:贲门息肉,慢性食管炎,慢性浅表性胃炎。

中医诊断:胃胀。

中医辨证:湿热内蕴。

治法:清热化湿,理气散结。

处方:霍香 12g　　　白蔻仁 12g^(后下)　半夏 15g　　　石菖蒲 15g

　　　郁金 15g　　　川朴 15g　　　广木香 10g^(后下)　蒲公英 30g

　　　茵陈 30g　　　薏苡仁 30g

7 剂,每日 1 剂,水煎服。

二诊:服药后咽中如物梗阻、胃胀均减轻,嗳气,微口干、口苦,右胁胀闷,大便通畅,苔微黄腻,脉弦。

处方:柴胡 12g　　　枳壳 12g　　　赤芍 10g　　　丹皮 15g

　　　莪术 10g　　　水蛭 12g　　　广木香 10g^(后下)　柿蒂 20g

　　　半枝莲 30g　　蒲公英 30g　　甘草 6g

三诊:照上方连续服药 7 周,胃镜检示贲门息肉消失,慢性食管炎,病理检查未发现癌细胞。2001 年 6 月 26 日复诊:未觉明显不适,大便正常,苔薄白,脉微弦。

处方:柴胡 9g　　　枳壳 12g　　　赤芍 10g　　　丹皮 10g

　　　莪术 10g　　　知母 10g　　　白花蛇舌草 30g　半枝莲 15g

　　　甘草 6g

服药 7 剂,以巩固疗效。

按语:贲门息肉多为湿热内蕴所致,初诊时病机为湿热瘀阻于贲门,以化湿清热为主。复诊时湿热明显减轻,肝胃不和症状显露出来,故加重疏肝和胃之力,佐以凉血化淤。辨证与辨病相结合,适当选用抗增生药物如莪术、半枝莲、白花蛇舌草、水蛭之类,其效果才明显。

医案 18:郑某,女,67 岁,2013 年 4 月 19 日来诊。

主诉:胃脘胀满。胃胀难受,嗳气纳呆,在某西医院诊治胃镜示:十二指肠壶腹部变形,前壁见一直径为 0.7cm 的溃疡,小弯侧一憩室,球降交界明显狭窄,镜端无法通过。胃体息肉切除,诊为腺息肉已切除。胃潴留。医院按十二指肠壶腹部溃疡常规治疗,症状改善不大,建议手术治疗,患者不想手术,前来中医门诊求治。患者纤瘦,精神尚好,无胃痛,无烧心,胃纳一般,大便正常,脉细,舌质淡红,黄腻苔。

西医诊断:复合型溃疡,胃息肉,胃下垂。

中医诊断:胃胀。

中医辨证:脾胃湿热,阻滞中焦。

治法:祛湿运脾,理气活血,和胃降逆。

处方:

石菖蒲 15g	木香 10g^{后下}	田七片 10g^(先煎)	枳壳 15g
白蔻仁 10g^(后下)	苏梗 15g	救必应 30g	川朴 15g
陈皮 15g	白及 15g	法夏 15g	柿蒂 30g
大腹皮 15g			

7剂。

西药:艾普拉唑,每次 5mg,每日 2 次,服 7 日。

二诊:药后胃胀减轻,嗳气减少,胃纳正常,大便正常。舌淡红,苔根黄腻。西药服 4 周后停药。中药照上方,稍作加减,连服 8 周,症状基本消失,停药观察。钡剂复查:尖钩型胃,张力低,角切迹位于髂棘连线下方,壁软,蠕动规则,十二指肠壶腹部稍变形,球后与十二指肠降段移行处管腔稍狭窄,钡剂通过良好。局部黏膜纠集。未见明显充盈缺损,余十二指肠环及各段小肠分布正常。

三诊:胃胀偶发,无痛,嗳气少,胃纳可,口干,大便正常,舌淡红,舌前部苔少,舌根苔微黄,脉细弦。

处方:

党参 30g	枳壳 15g	陈皮 10g	石斛 15g
葛根 30g	五爪龙 30g	木香 10g^{后下}	升麻 10g
苏梗 15g	甘草 6g		

上方连服 1 个月,症状基本消失。

按语:胃脘胀满是消化道疾病的常见症状,溃疡、胃炎、胃下垂、十二指肠郁滞症等都可出现。本例是因十二指肠壶腹部及壶腹后溃疡反复发作造成狭窄,造成排空障碍所致。胃下垂也是胃胀原因之一,故病者胃胀难受不易消失。根据病证结合分析,先治壶腹部溃疡,祛湿理脾,理气活血为先,溃疡愈合后,再以健脾益气升阳治胃下垂所致的胃胀。方中以党参、五爪龙健脾补气,升麻、葛根升发脾阳,枳壳、木香、苏梗、陈皮理气宽中,甘草和中。枳壳有增加胃张力的作用。常在补中益气方中加枳壳,对胃下垂、胃肌张力低者效果最佳。方中用石斛以养胃阴生津止渴,石斛常用于湿邪伤阴口干,故有"石斛不避湿"之说。

医案 19：朱某，女，38 岁，1972 年 8 月 16 日初诊。

主诉：患者因患子宫内膜异位症，行全宫及双侧附件切除术。术后第 3 日，无放屁，无大便，腹胀痛难忍，诊为术后肠麻痹。经肛管排气，艾灸腹部而腹胀不减，并感口酸淡而欲呕吐，肠鸣音微弱，体瘦面白。舌质淡嫩，薄白苔，脉弦细数。

西医诊断：手术后肠麻痹。

中医诊断：腹痛。

中医辨证：气机郁滞，胃失通降。

治则：行气降逆。

处方：二陈汤加味。

陈皮 6g	法夏 12g	云苓 12g	大腹皮 15g
广木香 6g^{后下}	枳壳 12g	白芍 12g	台乌 12g
生姜 3 片	甘草 3g		

药后不久，即排出褐色水样大便一次，矢气频频，腹胀明显好转，恶心止。次晨腹胀完全消失，疼痛消除，精神舒畅。再服上方 1 剂（分 3 次服），以巩固疗效。大便通畅，每天 1 次，腹胀完全解除。

按语：此例乃手术后引起胃肠功能紊乱而致腹胀。中医学对腹胀的治疗先分其新久，辨其虚实，审其病因。新病多实，久病多虚。脾气主升，胃气主降，新病多在胃，久病多在脾。病因无非气、水、血三者，然水、血二因，其病本仍在气，故治疗腹胀一症，必治其气，虚者补之，实则泻之，气行则血行，气化则水自化。但治其之中也应兼顾水、血，通权达变。此例腹胀乃属新病实证。六腑以通为顺，胃气不降，则大便不通，腹胀疼痛，胃气上逆则恶心呕吐，虽口淡、舌嫩、面白为体虚不足之症，但以腹胀为急，"急则治其标"，故以行气理气为主要治疗原则。使用大腹皮、台乌、枳壳、广木香，使其气机通畅，取二陈汤加生姜以和胃降逆。胃气得以下行，则大便通，上下通达，升降自如。俟运化复原，虽有虚象，也可饮食调理。

医案 20：毛某，男，30 岁，2000 年 6 月 1 日初诊。

主诉：里急后重伴肛门下坠感半年。患者急性肠炎之后，里急后重，肛门时有下坠欲便之感，曾住院做纤维胃肠镜检查，结肠黏膜未见异常，先后用抗生素、丽珠肠乐等药口服及中药灌肠治疗，均无明显效果，症状未见减轻。近 3 个月来，时有脐周腹部隐痛不适，大便 2~3 次 / 日，有黏液，舌淡红，舌根苔稍浊，脉弦细。

辨证：肝脾不和，兼有湿热。

处方：防风 12g　　　白术 10g　　　赤芍 15g　　　陈皮 6g

广木香 10g^(后下)　漏芦 15g　　　败酱草 30g　　　水蛭 10g

甘草 6g

二诊：服 5 剂后，症状改善不大，每日大便仍有 2~3 次，舌淡、舌根苔浊腻，脉细。考虑患者当属脾气下陷、兼有大肠湿热之证。

处方：黄芪 30g　　　党参 20g　　　白术 15g　　　升麻 12g

柴胡 12g　　　陈皮 10g　　　当归 5g　　　葛根 30g

广木香 10g^(后下)　黄连 5g　　　甘草 6g

三诊：7 剂之后再诊，里急下坠感明显减轻，大便每日 1 次，舌淡红、苔根腻，脉弦细。守上方去木香、黄连，改用火炭母 20g，台乌 10g，继进 7 剂后诸症痊愈。2014 年 6 月，因感冒求诊，表明未再复发。

按语：本例可诊断为肠易激综合征。先以痛泻要方加味治疗效果不大，根据舌淡脉细，以中气下陷久泻为思路，改以补中益气汤，舌根黄腻苔为湿热未清，合香连丸治之而收效。

医案 21：吴某，女，47 岁，2014 年 5 月 23 日初诊。

主诉：脐周疼痛 20 余天。于 20 余天前无明显诱因下出现脐周疼痛，腹胀痛，胃纳呆滞，不欲食，进食减少，大便数日未解，1 周前结肠镜检查见回肠末端 5cm 内卵石样粗糙不平，回肠末端狭窄，诊断为克罗恩病。现患者为求进一步治疗来门诊求诊，症见：脐周疼痛，以隐痛为主，胃纳差，大便数日未解。舌质淡红，边有齿印，脉细弦。

体格检查：腹胀，叩诊呈鼓音，麦氏点压痛（－），脐旁左侧压痛（＋）。

实验室检查：结肠镜检查见回肠末端 5cm 内卵石样粗糙不平，回肠末端狭窄，诊断为克罗恩病。（病理为符合克罗恩病改变，未见溃疡及肉芽样病变）。

西医诊断：克罗恩病。

中医诊断：腹痛。

中医辨证：气滞血瘀。

治法：行气导滞，活血祛瘀。

处方：四磨汤加减。

党参 30g　　　大腹皮 20g　　　半枝莲 30g　　　延胡索 15g

川朴 15g　　　漏芦 15g　　　木香 15g^(后下)　台乌 15g

法夏 10g　　　丹皮 15g　　　枳壳 15g　　　甘草 6g

姜黄 15g　　　　红花 10g

7 剂,每日 1 剂,水煎服。

二诊:药后第 1 天,大便 1 日 3 次,量多,烂便,甚至为水样。但腹胀减轻,胃纳稍有改善。2 剂之后大便每日 2 次,烂便。第 3 日大便转为 1 次,烂便,大便最后为水样,仍有脐周疼痛,腹胀消失,胃纳明显改善。舌淡红,边有齿印,舌根部微黄腻,脉左手为细弦,右手为细弱。

处方:党参 30g　　　白术 15g　　　漏芦 15g　　　救必应 30g
　　　　姜黄 15g　　　延胡索 15g　　半枝莲 30g　　猫爪草 30g
　　　　仙鹤草 30g　　五爪龙 30g　　苡仁 30g　　　甘草 6g

7 剂,每日 1 剂,水煎服。

三诊:药后腹痛明显减轻,运动多时才觉脐周、右下腹偶有隐痛,大便 1 日 1 行,软便,不畅。睡眠、饮食均好,精神好转。舌淡红,边有齿印,根部微黄腻。

处方:党参 30g　　　白术 15g　　　漏芦 15g　　　救必应 30g
　　　　姜黄 15g　　　延胡索 15g　　半枝莲 30g　　猫爪草 30g
　　　　仙鹤草 30g　　大腹皮 15g　　薏苡仁 30g　　陈皮 15g
　　　　甘草 6g

7 剂,每日 1 剂,水煎服。

其后门诊随诊,脐周疼痛较少发作,大便 1 日 1 行,较为规律。据 2014 年 8 月 14 日结肠镜复查结果,未见回肠段、结直肠黏膜器质性病变。

按语:腹胀、便秘、腹胀如鼓,当以行气导滞,取四磨饮之意,不用槟榔,而用大腹皮,是以消胀为主,结果大便通畅而腹胀消,方中用姜黄、半枝莲、漏芦、丹皮、红花之类以活血祛瘀、清热散结是结合回肠局部病变而设,复诊时大便情况及胃纳改善,取攻补兼施之法,四君子汤加减治之。从病史、症状、治疗过程,综合分析,可以排除克罗恩病。但短期内症状得到控制,回肠末段局部病变消失,突显中医药的治疗效果。

医案 22:郑某,男,45 岁,2014 年 5 月 27 日初诊。

主诉:慢性腹泻已 2 年,里急后重,大便烂,伴有黏液,矢气多,胃纳尚可,失眠,舌质淡红,苔薄白,脉细弦。

西医诊断:慢性结肠炎。

中医诊断:泄泻。

中医辨证:脾虚湿滞。

治法:健脾祛湿。

处方:党参 30g　　救必应 30g　　远志 15g　　白术 15g
　　　　防风 15g　　丹参 20g　　茯神 30g　　漏芦 15g
　　　　陈皮 15g　　石菖蒲 15g　　甘草 6g

7 剂,水煎服,每日 1 剂。

肠炎安,每次 5 粒,每日 2 次。

二诊:药后大便每日早晚各 1 次,里急后重感明显减轻,大便质软,黏液减少,稍许腹胀,无腹痛,疲乏欲卧,舌质淡红苔净,脉弦细。

处方:党参 30g　　救必应 30g　　五爪龙 30g　　白术 15g
　　　　防风 15g　　茯神 30g　　漏芦 15g　　陈皮 15g
　　　　仙鹤草 30g　　甘草 6g

10 剂,水煎服,按遗嘱服用。

肠炎安 3 瓶。

嘱:大便正常,无黏液便,无里急后重,不再服汤剂,服肠炎安每日 2 次,每次 5 粒,以巩固疗效,不需门诊。

三诊:诉大便 1~2 次 / 日,软或成形,无黏液,无腹痛,矢气多。舌淡红,苔薄黄脉弦细。

处方:党参 30g　　救必应 30g　　仙鹤草 30g　　白术 15g
　　　　麦芽 30g　　五爪龙 30g　　茯苓 15g　　山楂 15g
　　　　陈皮 15g　　甘草 6g

5 剂,水煎服,每日 1 剂。

四诊:诉大便 1~2 次 / 日,成形或软,无黏液,入睡难。舌红,苔薄,脉弦。

处方:党参 30g　　救必应 30g　　丹参 20g　　白术 15g
　　　　麦芽 30g　　珍珠母 30g^(先煎)　　茯苓 15g　　山楂 15g
　　　　陈皮 15g　　远志 15g　　甘草 6g

5 剂,水煎服,每日 1 剂。

按语:本案患者中年,久泻不愈,大便烂、有黏液,舌质淡红,苔薄白,脉细弦脉均为脾虚湿滞之象,脾虚肝乘,故里急后重,矢气多。为虚实夹杂之病证。方以四君子汤加陈皮以健脾祛湿;佐防风以疏肝理脾,治里急后重,配漏芦、救必应清热止痛、祛湿止泻。石菖蒲合远志佐茯神、丹参以醒脑化浊、安神定志。治疗后期,湿邪渐祛、里急后重、泄泻明显减轻,即减少防风、石菖蒲等升清、祛湿药物,加仙鹤草、五爪龙等药以补气扶正,麦芽、山楂健胃,远志、珍珠母以安神定志,则诸症得愈。

医案23:曾某,女,31 岁,2004 年 1 月 16 日来诊。

主诉:腹泻反复发作 3 年。患者因饮食不慎而反复发作腹泻,大便烂或呈水样,3~4 次 / 日,夹有不消化食物,肛门略有下坠感。纳可眠佳,月经正常,无腹痛腹胀等症。舌淡黯,苔薄黄,脉沉细。

中医诊断:泄泻。

中医辨证:脾胃虚寒。

治法:温中健脾,升清止泻。

处方:

党参 30g	白术 15g	茯苓 15g	干姜 10g
姜黄 12g	葛根 15g	防风 10g	陈皮 10g
石榴皮 30g	甘草 6g		

二诊:服药 4 剂,症状好转,现大便仍偏烂,日 1~2 次 / 日,完谷不化,肛门下坠感,无口干口苦,纳食一般。舌淡胖,苔薄黄腻,脉沉。

处方:以前方加鸡内金 15g。

三诊:服药 7 剂,脐周坠胀不适,饮食可,大便偏烂,完谷不化,日行一次,稍暧气,无口干口苦。舌淡苔薄白,脉沉细。

处方:

黄芪 30g	党参 30g	鸡血藤 30g	白术 15g
升麻 10g	柴胡 10g	陈皮 10g	干姜 10g
甘草 6g			

四诊:服上药已大便正常,诸症已消失,近因饮食不慎又见腹泻,大便稀烂,日 3 次,伴腹胀,服“泻痢停”后稍有好转,现大便烂,每日 1 次,仍腹胀。

处方:以前方补中益气加台乌 15g,大腹皮 15g,枳实 15g,火炭母 30g。

五诊:症状减,大便日 1 次,质偏烂夹不消化食物,余无明显不适。舌淡红,苔腻微黄。

处方:以补中益气加山楂 15g,鸡内金 15g 调服。

按语:本例初从脾胃虚寒理中汤证立法,温中健脾之中加葛根以升清,石榴皮涩肠止泻,防风、陈皮、姜黄理气健脾助运,药后症状缓解,三诊时见脐周坠胀,中气下陷,改以补中益气汤而愈,方中去当归而用鸡血藤,既有入血分之意,鸡血藤有收涩之性,腹泻者可用之,因患者素有脾虚,饮食不慎则泻,在急性胃肠炎时仍可用补中益气汤加减,或加清热祛湿火炭母、黄连之类,或加枳实、大腹皮、麦芽、鸡内金理气消滞健胃之品,标本兼治。

医案24:万某,男,63 岁,2007 年 8 月 18 日初诊。

主诉:反复肠鸣腹泻数年,近半月加重,大便溏,日 3~4 行,下腹隐痛,舌质淡,苔薄白,脉弦紧。

中医诊断:泄泻。

中医辨证:中气不足,清阳不升。

治法:温中益气,升阳止泻。

处方:
党参 30g	黄芪 30g	白术 15g	陈皮 10g
升麻 10g	柴胡 10g	茯苓 30g	姜黄 10g
防风 10g	诃子 15g	甘草 6g	

二诊:服 4 剂后,大便日 1 行,肠鸣腹痛,痛则欲泻,泻后则舒,舌淡,苔薄黄,脉细。

处方:
党参 30g	黄芪 30g	白术 15g	陈皮 10g
升麻 10g	柴胡 10g	姜黄 10g	诃子 15g
葛根 30g	赤芍 10g	补骨脂 15g	甘草 6g

三诊:继服 4 剂,大便已成形,日 1 行。便前下腹隐痛,便后痛减。舌淡,有裂纹,苔薄白,脉沉细。

处方:
党参 30g	黄芪 40g	白术 15g	陈皮 10g
升麻 10g	柴胡 10g	姜黄 12g	诃子 15g
葛根 30g	补骨脂 15g	火炭母 30g	甘草 6g

服 10 剂后愈。

按语:本例为脾虚中气下陷久泻不愈,用补中益气升发脾阳,方中用诃子以涩肠止泻,葛根以升清,补骨脂温肾暖脾,姜黄与陈皮均为理气运脾之品,脾虚证患者胃肠排空较正常人快,据现代药理学实验提示,姜黄少量可以解痉止痛,又能抑制肠道蠕动,故常入药以调整胃肠道运动功能,可收良效。

医案 25:李某,女,79 岁,2014 年 5 月 14 日初诊。

主诉:慢性腹泻已数年,近 10 日加重,每日大便 7~8 次,有黏液,未见血便,左下腹不适,胃纳欠佳,耳鸣,脉弦,舌红苔黄腻。肛门指检未能触及直肠下段肿块,指套上大便色黄。拒绝结肠镜进一步检查。

中医诊断:泄泻。

中医辨证:大肠湿热。

治法:清热利湿。

处方:
石菖蒲 15g	救必应 30g	白术 15g	白蔻仁 10g^(后下)
漏芦 15g	郁金 15g	川朴 15g	陈皮 15g
法夏 15g	土茯苓 15g	甘草 6g	

7剂,水煎服,每日1剂。

肠炎安,每次5粒,每日2次。

二诊:大便2~3次/日,左下腹无痛,胃纳欠佳,舌红苔黄,脉弦。

处方:藿香10g　　救必应30g　　干姜5g　　佩兰15g

漏芦15g　　白术15g　　川朴15g　　陈皮15g

麦芽30g　　法夏15g　　土茯苓15g　　甘草6g

7剂,水煎服,每日1剂。

三诊:大便1~2次/日,稍烂,有黏液,无腹痛,腹稍胀。舌红苔黄腻,脉弦。

处方:藿香10g　　草果10g　　炒白术15g　　佩兰15g

救必应30g　　干姜10g　　川朴15g　　漏芦15g

法夏15g　　土茯苓15g　　甘草6g

7剂,水煎服,每日1剂。

按语:本病例虽为79岁老人,腹泻数年,但舌红苔黄腻,大便有黏液,仍为实证。以藿、朴、夏、苓以运脾化湿。方中所用南药救必应,性味苦寒,具有清热利湿止痛,止血、解毒之功,临床用于热证较多。土茯苓性甘、淡平,《本草纲目》中记载其有"健脾胃、强筋骨、去风湿、利关节、止泄泻"之功效,本方用其祛湿止泻、健脾、解毒之功;干姜可温化水气,对肠鸣腹泻效果较好;漏芦具有清热解毒、散结消肿的作用,对腹痛、腹泻能收良效。

医案26:李某,女,39岁,2000年11月3日来诊。

主诉:腹泻已2个月。大便烂有黏液,每日3次,未见脓血。伴左下腹痛,便后痛减,脉滑,舌黯红,薄黄苔,10月26日肠镜检查:镜下见乙状结肠普遍水肿,轻度充血。直肠12~14cm处肿胀充血,肠腔稍变窄,欠平滑,表面见3处0.5cm×0.5cm息肉样增生,局部见糜烂,见2cm×3cm溃疡。(活检)病理诊断为:黏膜慢性炎症,急性活动局部糜烂。

西医诊断:溃疡性结肠炎。

中医诊断:泄泻。

中医辨证:肝脾不调,湿热瘀滞。

治法:健脾调肝,理气活血,清热祛湿。

处方:防风12g　　赤芍15g　　白术15g　　陈皮10g

败酱草30g　　火炭母30g　　猫爪草30g　　延胡索15g

丹皮15g　　水蛭12g　　甘草6g

二诊:服药7剂之后,症状无改善,舌苔黄腻。

处方:防风 12g   赤芍 12g   白术 15g   陈皮 10g

延胡索 15g   黄连 8g   诃子 15g   广木香 10g^(后下)

姜黄 12g   水蛭 12g   甘草 6g

三诊:服药 7 剂之后,症状无改善。

处方:上方去诃子、姜黄加地榆炭 30g,败酱草 30g,土茯苓 20g

四诊:服药 7 剂之后,大便 1 次/日,腹痛消失,此方连服 6 剂。

五诊:诉大便干结,每日 1 次,无腹痛,舌红苔净,脉细。

处方:柴胡 12g   赤芍 15g   枳壳 15g   防风 12g

半枝莲 30g   败酱草 30g   莪术 10g   白花蛇舌草 30g

知母 12g   丹皮 12g   甘草 6g

连服 1 个月,患者症状完全消失。2001 年 3 月 8 日肠镜检查示:直肠黏膜上段局部充血,轻度水肿,未见溃疡糜烂。

按语:腹痛腹泻,泻后痛减,为肝脾不调之主症。无论功能性或溃疡性结肠炎均可以"肝脾不调"证候论治。肝脾不调可选用痛泻要方与四逆散,腹泻可用痛泻要方,痛多便干者用四逆散,针对直肠炎症糜烂或溃疡加用清热解毒之品如败酱草、白花蛇舌草,半枝莲之类。黄连、火炭母、地榆均可使用。腹痛为气血瘀滞之表现,常用赤芍、丹皮、水蛭以活血,广木香、姜黄以行气止痛。慢性非特异性溃疡性结肠炎非数日治疗就可痊愈,若症状不变,证候不变,治法方药可变,亦可不变,但需坚持数月治疗才能见效。本例常纯用中药治疗能在数月治愈,贵在坚持。

医案 27:郑某,女,43 岁,2013 年 10 月 30 日初诊。

主诉:反复腹泻 10 年。于 10 年前无明显诱因开始出现腹泻,饮食不规则时则加剧,腹泻伴有黏液,腹痛,便后痛止。曾在外院行中西医结合治疗,症状反复(具体用药不详),2013 年 10 月 22 日结肠镜检查示:溃疡性结肠炎可能。近日患者大便 1 日 1~2 次,成形,有黏液,无腹痛,失眠。舌淡红,舌根部黄腻苔,脉细弦。

西医诊断:溃疡性结肠炎。

中医诊断:腹泻。

中医辨证:大肠湿热。

治法:清热祛湿。

处方:溃结灵方加减。

石菖蒲 15g   川朴 15g   法夏 15g   白蔻仁 10g^(后下)

地榆 15g	救必应 30g	败酱草 30g	火炭母 30g
水蛭 5g	白术 15g	茯神 15g	远志 15g
甘草 6g			

14 剂,水煎服,每日 1 次。

同时服用 SASP(柳氮磺胺吡啶片),每次 1.0g,每日 3 次。

二诊:大便 1 日 2 次,成形,无黏液,量多,诉咽部不适,有痰,舌淡红,舌根部腻苔,脉弦细。体格检查:咽部充血,咽后壁淋巴滤泡增生。治以清热祛湿,兼以利咽解毒为法,以溃结灵方加减。

处方:救必应 30g	败酱草 30g	火炭母 30g	地榆 15g
水蛭 5g	川朴 15g	法夏 15g	白术 15g
茯神 15g	射干 10g	木蝴蝶 10g	远志 15g
甘草 6g			

14 剂,水煎服,每日 1 次。

同时服用 SASP(柳氮磺胺吡啶片),每次 1.0g,每日 3 次。

三诊:患者已守上方治疗 5 个月,大便一日 1~2 次,成形,无黏液,无腹痛,胃纳可,睡眠一般,舌淡红,边有齿印,苔薄白。结肠镜检查示:回肠末段及全结肠黏膜未见明显异常。考虑患者病史较长,后期应以健脾助运为法,以黄芪白术汤加减。

处方:黄芪 30g	白术 15g	茯神 15g	陈皮 15g
法夏 15g	救必应 30g	延胡索 15g	火炭母 30g
漏芦 15g	木蝴蝶 10g	桔梗 10g	甘草 6g

7 剂,每日 1 剂,水煎服。

同时服用 SASP(柳氮磺胺吡啶片),每次 0.75g,每日 2 次。病情稳定,以上方略有加减,SASP 每次 0.5g,每日 2 次,再连服 4 周后停药观察。随访 4 个月后,大便正常,未有复发。

按语:溃疡性结肠炎属中医"久痢""久泻""休息痢"范畴。本例患者慢性腹泻已 10 年,时有反复发作,故属"久泻"之类。岭南地区由于其地域环境影响,湿热证为本病基本证候。溃疡性结肠炎初起多为实证,以湿热证突出,正虚表现不明显,治疗时重在祛邪。病情迁延反复,往往表现为虚实夹杂之证,治宜攻补兼施。病情缓解期,以正虚为主,重在扶正,兼以收涩固摄,慎用攻伐之品;并始终顾护胃气,"人以胃气为本,而治痢尤要",不可过于峻下攻伐。中医认为大便烂,带有黏液,为大肠湿热之征,舌苔黄厚腻是四诊中最为客观的体征。处方中以石菖蒲、豆蔻、川朴、法夏等化湿;救必应、败酱草、火炭母以清热祛湿以治本。久病入络,取水蛭活血化瘀,改善病变肠段黏膜的微循环,有利于溃疡的恢复。后期可用刘完素的白术黄芪汤以健脾助运,使肠黏膜达到康复。实验研究表明益气健脾药物通过调节小肠上皮细胞增殖发挥其黏膜保护和修复作用。本例采用中西药结合,半年内能康复,疗效较好。

医案28:黎某,男,38岁,2008年10月25日初诊。

主诉:患者于2006年因"克隆氏病"行小肠部分切除后,近半年来出现反复腹泻,经多方治疗未见效果,每日大便2~4次/日,烂便,有呈水样便,带黏液,时有少量鲜血,纳可,偶有嗳气,无口干口苦,睡眠欠佳。舌质嫩淡红,苔黄花剥,脉弦。

西医诊断:克隆氏病小肠切除术后。

中医诊断:泄泻。

中医辨证:脾阴虚兼有湿热。

治法:健脾养阴,清热活血。

处方:

党参30g	白术15g	怀山药30g	茯苓30g
苡仁30g	葛根30g	漏芦15g	半枝莲30g
水蛭5g	甘草6g		

服药7剂。

二诊:精神紧张、劳累后腹泻,大便3~4次/日,烂便,带黏液,无鲜血,伴肛门灼热感,睡眠差,舌苔黄腻。

处方:

黄芪30g	党参30g	白术15g	茯苓30g
炒苡仁30g	法夏12g	川朴10g	佩兰10g
半枝莲30g	莪术15g	漏芦15g	甘草6g

服药7剂。

三诊:大便3~4次/日,黏液减少,软便,舌淡红胖,薄黄苔,脉弦。

处方:上方去佩兰,服药7剂。

四诊:症状好转,大便0~2次/日,带少许黏液,稍有肛门灼热感,食辣椒后有胃脘痞满感,舌淡红齿印,花剥苔。

处方:二诊方去佩兰、川朴、法夏,加木香10g^{后下},苏梗15g。

五诊:大便成形,黏液少,食硬食稍有胃脘不适,偶有嗳气,睡眠改善。

处方:四诊处方加柿蒂15g,再服14剂之后,诸症消失。

按语:手术后正气受伤,加原发病已致本虚,故在脾气虚基础上有脾阴不足,舌剥苔质嫩,四君子加怀山药、苡仁为扶正,葛根升津止泻;大便黏液带血,肛门灼热为大肠湿热仍存在,用漏芦、半枝莲清其原发病之毒与湿热;术后伤血致瘀,可使血不循经脉而致便血,用水蛭活血改善腹腔血液循环有益于脾胃运化功能恢复。

医案 29:苏某,男,63 岁,2012 年 10 月 9 日初诊。

主诉:大便秘结 20 年。20 年前开始便秘,曾用中西药治疗,效果不理想,现每日需服蒽醌类通便药,才能解大便,若不服药,则大便 5~6 日一次,量少,质偏干,难解除。舌红苔白厚,脉弦。

西医诊断:习惯性便秘。

中医诊断:便秘。

中医辨证:气滞。

治法:行气消滞,润肠通便。

处方:木香 15g^(后下)　　火麻仁 30g　　　台乌 15g　　　　玄参 20g

槟榔 25g　　　肉苁蓉 15g　　　干地 30g　　　地榆 20g

甘草 6g

二诊:服药 7 剂后,大便每日 1~2 次,但仍便干如羊屎状,需一定时间才能解出,舌红苔白脉弦。守上方地榆、槐花 15g,肉苁蓉 20g,7 剂。

三诊:症状明显改善,每日 1~2 次,质中,无羊屎状硬便,易解出;守上方 7 剂大便正常后隔日 1 剂,注意增加每餐蔬菜量,多饮开水。不喝茶,改为淡茶或开水。

按语:便秘分寒热虚实,老人便秘多为虚实夹杂,本例是虚中夹实,阴液不足,气滞腑气不通,以四磨饮方意行气消滞,增液汤润肠通便,加地榆、槐花之类清大肠湿热,通便。最为重要的是用药尽量避免使用蒽醌类药物如大黄、首乌、决明子、芦荟之类,因长期使用易致大肠黑变病。从根本上治疗是饮食的合理搭配。

医案 30:杜某,女,69 岁,陈村,1973 年 8 月初诊。

主诉:患者因感时邪发热而失其调治,继之胃纳不振,大便不通,已七日未解,腹胀,精神萎靡,就诊前一日开始神志不清,不语,不动,邀至病家会诊,患者已从卧室抬至屋外柴房,见患者气息微弱,呼之闭目不语不动,唇干焦而裂,腹胀如鼓,按之实,撬开口腔,见舌红绛,苔厚焦黄而干,脉沉细而弱。

辨证:阳明腑实证。

治法:滋阴增液,通腑泄热。

处方:大黄 15g^(后下) 芒硝 18g^(冲服) 枳实 15g 川朴 15g

地黄 30g 玄参 20g 知母 15g 郁金 15g

石菖蒲 15g 生甘草 6g

服药之后,肠鸣辘辘,排便数次,先干后稀,半日之后,示意口干欲饮,精神逐渐清醒,后经家人饮食调养而愈。

按语:本例为阳明腑实大承气汤证,参照《温病条辨》增液承气汤证。本例因七日未大便,燥屎不行,热结阴亏,增液与通腑两者不可缺,通腑大承气汤最峻,但用量必足,而且芒硝之量应多于大黄,只有在软坚基础上,才能攻下,故方中芒硝用量 18g,再加干地黄、玄参、知母增液,达到"水足舟行"。若大黄用量大,芒硝用量小,常常会出现腹痛剧烈而大便不下的结果,这是劳老用大黄、芒硝之体会。

医案 31:黄某,女,83 岁,2013 年 11 月 6 日初诊。

主诉:反复腹泻半年。半年来大便每日 4~5 次,有黏液,烂便,甚或水样便,呈黑色或棕褐色,近数日来每日 7~8 次,肛门坠胀,里急后重难受,在当地医院疑为结肠癌,但结肠镜检查不成功,前来求中医治疗。症见:患者精神疲惫,大便每日 7~8 次,为烂便或水样便,时夹有棕褐色液体,伴里急后重感,胃纳较差。舌淡红,苔黄厚腻,脉细弦。

体格检查:消瘦,面容疲惫、憔悴、舟状腹,腹部未扪及包块,肛门指检示:距肛门 2cm 处可及凹凸不平息肉状肿物,退出时指套上可见鲜红血。

西医诊断:直肠癌。

中医诊断:腹泻。

中医辨证:湿毒瘀结大肠。

治法:清热解毒,祛湿散瘀。

处方:石菖蒲 15g 厚朴 15g 法夏 10g 漏芦 15g

莪术 15g 半枝莲 30g 仙鹤草 30g 救必应 30g

蛇舌草 30g 肿节风 30g 莲房 30g

7 剂,每日 1 剂,水煎服。

二诊:大便每日 3~4 次,烂便,未见脓血,里急后重、肛门坠胀感消失,精神改善,胃纳一般,舌淡红,苔白厚腻,脉弦细。因患者住在惠东县,路程较远,故以前方连服 3 周。

三诊:大便每日 3~4 次,成形,偶有便血,直肠指检示直肠息肉样凹凸不平,指套染血,舌淡红,苔根部黄腻。

处方一: 漏芦 20g　　莪术 15g　　半枝莲 30g　　蛇舌草 30g
　　　　　重楼 30g　　救必应 30g　　莲房 30g　　肿节风 30g
　　　　　苡仁 30g　　仙鹤草 30g　　陈皮 15g　　地榆炭 30g
　　　　　甘草 6g

处方二: 阿胶 15g^(另烊) 田七末 3g^(冲服)

各 30 剂,每日 1 剂,水煎服。

四诊: 大便每日 3~4 次,成形,便血已止,胃纳可,精神良好,仍可参加家务劳动,舌淡红,苔根部微腻,脉细弱。

处方一: 漏芦 20g　　莪术 15g　　半枝莲 30g　　蛇舌草 30g
　　　　　重楼 30g　　救必应 30g　　莲房 30g　　肿节风 30g
　　　　　苡仁 30g　　仙鹤草 30g　　陈皮 15g　　地榆炭 30g
　　　　　鸡血藤 30g　　甘草 6g

30 剂,每日 1 剂,水煎服。

处方二: 阿胶 15g^(另烊) 田七末 3g^(冲服)

30 剂,每日 1 剂,水煎服。

五诊、六诊、七诊略。

八诊: 均以四诊时方药加减治疗。患者坚持门诊治疗,大便保持每日 3~4 次,成形,时烂,无血便,无腹痛及里急后重感,胃纳一般,精神尚可,每月从惠东乘车 4~5 小时来门诊就诊,并可参与中等强度劳动。效不更方,守原方加减。守原方至 2014 年 8 月仍有来诊。

按语: 患者 83 岁高龄,患直肠癌,本人和家属不愿手术治疗,以改善临床症状,提高生活质量为目的来门诊治疗。根据其症状和舌象,中医证属湿毒瘀结大肠,故在清热毒祛湿瘀的基础上,结合现代中药药理的研究成果,运用具有抗癌效果的中药,如半枝莲、莪术、肿节风等,达到改善症状控制病情的效果。

医案 32: 赵某,男,33 岁,2009 年 11 月 3 日初诊。

主诉: 患者有慢性乙型肝炎病史 15 年,病情曾一度稳定,近半年来时有反复,肝功能不正常,现症见精神纳食稍差,右胁肋隐痛,口干心烦,睡眠欠宁,大便偏干 1~2 天 1 次,小便淡黄,牙龈渗血,舌质红,苔薄黄,脉弦细。实验室检查:肝功能:ALT:115U/L,AST:101U/L,A/G:38/39,乙型肝炎抗原抗体检查:HBsAg(+),HBeAg(−),抗-HBc(+),HBV DNA:6.67×10^5copies/ml。

西医诊断: 慢性乙型病毒性肝炎。

中医辨证: 肝肾阴虚。

治法：滋养肝肾，兼清湿热。

处方：一贯煎加减。

沙参 15g	麦冬 15g	生地黄 15g	枸杞 10g
当归 10g	川楝子 6g	女贞子 10g	旱莲草 10g
土茵陈 15g	白薇 15g	茜草根 10g	苡仁 15g
茯苓 15g	白芍 15g	甘草 6g	

14 剂，水煎服。

二诊：药后尚安，自觉肝区隐痛、口干、心烦等诸症减轻，余症舌脉同前，前方获效，毋庸更方，仍照前方再进 21 剂。

三诊：病情明显好转，口干心烦已经解除，夜寐失眠多梦好转，齿龈渗血已止，二便正常，舌苔薄黄，脉弦细。化验肝功能：ALT：42U/L，AST：51U/L，余项均正常。前方去当归、茜草加减治疗，3 个月后复查，纳食精神均佳，夜寐安，二便正常，舌质红布白薄苔，化验肝功能各项均正常，乙肝抗原抗体检查：HBsAg（+），HBeAg（−），抗-HBc（+），HBV DNA：2.12×10^3copies/ml。仍按前方加减巩固疗效，停药后随访 1 年未见复发。

按语：一贯煎滋养肝肾，其中川楝子在滋补之中有降肝之逆气作用。失眠常加女贞子、旱莲草滋阴安神，清湿热喜用土茵陈、白薇，有出血倾向喜用茜草根、旱莲草。土茵陈，辛、微温，归肺、脾经，岭南地区草药，利水消肿功效明显，与白薇同用，具有透邪外出之效。

医案 33：吴某，女，37 岁，2002 年 4 月 3 日初诊。

主诉：患者 7 岁上学时发现乙肝标志物为"大三阳"、HBV DNA 阳性，肝功能正常。就诊时一般情况尚可，纳食睡眠均佳，但有时候胁痛，疲乏，不耐劳累，腹胀偶作，大便偶溏，舌边有齿痕，布白薄苔，脉弦细。实验室检查：肝功能：正常，乙型肝炎抗原抗体检查：HBsAg（+），HBeAg（+），抗-HBc（+），HBV DNA：3.89×10^7copies/ml。

西医诊断：慢性乙型病毒性肝炎。

中医辨证：肝郁脾虚证。

治法：疏肝健脾，兼清湿热。

处方：逍遥散加减。

柴胡 10g	白芍 15g	白术 10g	茯苓 15g
太子参 15g	夏枯草 10g	丹参 15g	郁金 10g
炒麦芽 15g	白背叶根 20g	蛇舌草 15g	虎杖 10g

薏苡仁 15g　　　　甘草 6g

7 剂,水煎服。

二诊:上方进服 7 剂后病情明显好转,疲乏、腹胀消失,纳食精神均佳,二便正常,舌布薄白苔,脉弦细,实验室检查:肝功能:正常,乙型肝炎抗原抗体检查:HBsAg(+),HBeAg(+),抗-HBc(+),HBV DNA:6.88×10^6copies/ml。仍按前方加减,服药年余。

三诊:自觉纳食精神均佳,夜寐安,二便正常,实验室检查:肝功能:正常,乙型肝炎抗原抗体检查:HBsAg、HBeAg、抗-HBc 均阴性,HBV DNA:1.53×10^3copies/ml。病已基本痊愈,随访 1 年未见复发。

按语:肝郁脾虚证为慢性乙型病毒性肝炎常见之证,此例不适之证不太明显,逍遥散加减取效,方中丹参易当归活血养肝,夏枯草易薄荷清肝散结,旱莲草滋阴安神,清湿热蛇舌草、虎杖量也较小,以固护脾胃。白背叶根味微涩微苦、性平,归肝经,具有疏肝解郁,活血祛瘀之效,为岭南地区草药,治疗慢性肝炎,对降低转氨酶和缩小肝脾有一定作用,常用量为 15~30g。

医案 34:吴某,女,37 岁,2005 年 4 月 3 日初诊。

主诉:1 年前体检时 B 超发现患者脂肪肝,伴 ALT 升高,常在 100U/L 左右波动。就诊时肝区胀痛,腹胀,倦怠乏力,腰酸,口苦口干,胃纳一般,大便日行 2 次,质软,形体肥胖,舌质暗红,苔白腻,脉细弦。实验室检查:肝功能:ALT:123U/L,AST:111U/L,A/G:45/32,乙型肝炎抗原抗体检查:HBsAg(-),HBeAg(-),抗-HBc(-),抗-HCV 阴性、AFP 阴性。B 超提示:中度脂肪肝。

西医诊断:脂肪性肝炎。

中医辨证:痰瘀互结。

治法:化痰活血,清肝散结。

处方:垂盆草 30g　　　虎杖 30g　　　　小蓟草 30g　　　生大黄 6g
　　　　郁金 10g　　　　延胡索 15g　　　泽泻 30g　　　　丹参 15g
　　　　海藻 30g　　　　决明子 30g　　　荷叶 15g　　　　大腹皮 15g
　　　　莪术 20g　　　　水蛭 6g

7 剂,水煎服,每日 1 剂。

二诊:肝区胀痛、口苦口干和腹胀等症状明显减轻,仍然倦怠乏力、腰酸,舌质暗红,苔白微腻,脉细弦。辨证为痰浊减轻,但肾气不足显现,前方加杜仲、桑寄生、生首乌各 15g 益肾治疗 2 个月。

三诊:前症减轻,偶口淡,大便稀溏,前方去垂盆草、小蓟草、虎杖,加苍术、白术各 15g 治疗 4 个月复查,不适之症均消失,舌质暗红苔薄白,脉细弦。肝功能恢复正常,B 超提示:肝内光点稍增粗,余未见异常。

按语:本例脂肪性肝炎辨证为痰瘀互结、肝经郁热,给予化痰活血、清肝散结后肾气不足显现出来杜仲、桑寄生、生首乌补肾治疗,后加苍术、白术运脾祛湿治疗,获得良好效果。药理研究显示,泽泻主要含有泽泻萜醇 A、B,泽泻萜醇 A、B、C 的醋酸酯,表泽泻萜醇 A,泽泻醇、泽泻素等化学成分,泽泻的水提物可改善高脂、低蛋白饲养所致动物脂肪肝病变,使肝脏脂质含量降低;具有降低实验性高脂血症动物(家兔、大鼠)的血清胆固醇、三酰甘油和低密度脂蛋白(LDL)的作用;泽泻的水提液在体外对 AA 或 ADP 诱导的血小板聚集均有抑制作用;泽泻对多种动物及人具有显著利尿作用,使尿量和排钠量增加。"泽泻有利水而不伤肾"之说,故用量加大至 30g。山茱萸能增强机体的抗应激能力,提高小鼠耐缺氧、抗疲劳能力,增强记忆力,其醇提物还有降血脂作用,可降低血清三酰甘油、胆固醇的含量,抗动脉硬化。

医案 35:王某,男,33 岁,2002 年 5 月 27 日初诊。

主诉:患者素有"大三阳"(HBsAg+,HBeAg+,抗-HBc+)病史 20 余年,年初体检时 ALT、AST 未见异常(没有每年体检),近月来熬夜劳累。诊时自觉肝区疼痛明显,低热,精神疲惫,纳食较差,恶心、厌油、口干口苦,近周来出现身目发黄,小便黄赤,大便干结欠畅,1~2 日 1 次,舌质红苔黄腻,脉弦滑。实验室检查:肝功能:ALT:283U/L,AST:150U/L,TBIL:73μmol/L,DBIL:29μmol/L。B 超提示肝实质弥漫性病变。

西医诊断:慢性乙型肝炎。

中医辨证:肝胆湿热证。

治法:清肝胆湿热。

处方:丹栀逍遥散加减。

丹皮 15g	栀子 10g	柴胡 10g	赤芍 30g
溪黄草 30g	鸡骨草 30g	田基黄 30g	土茵陈 15g
白薇 15g	虎杖 10g	车前草 15g	茯苓 15g
甘草 6g			

14 剂,水煎服,每日 1 剂,分 2 次服。

二诊:药后尚安,自觉纳食精神均有好转,口干恶心厌油已除,身目发黄减轻,低热消失,大便正常,日行 1 次,小便仍黄,实验室检查:ALT:210U/L,AST:121U/L,TBIL:51μmol/L,DBIL:21μmol/L。舌脉同前,前方获效,仍照前方再进

21剂。

三诊:病情进一步好转,纳食、精神均佳,唯大便偏稀,日行1~2次,小便微黄。舌苔薄白,脉弦细。肝功能:ALT:56U/L,AST:40U/L,TBIL:30.30μmol/L,DBIL:17.25μmol/L。患者黄疸、转氨酶均明显下降,大便稀溏,肢体困倦等症仍存,提示湿热之证虽有减轻,但已有脾虚现象,故于前方中去溪黄草、虎杖、车前草、白薇,加四君子汤健脾益气治疗。1个月后复查化验肝功能均正常,病已趋愈,改为逍遥散合参苓白术散化裁治疗,偶加白花蛇舌草祛湿热,半年后复查HBeAg阳转阴。

按语:本例慢性乙型肝炎属于肝胆湿热证,在丹栀逍遥散调和肝脾的基础上加上土茵陈、白薇、虎杖、鸡骨草、田基黄、车前草等清热化湿药,具有良好退黄降酶的作用。其中土茵陈、白薇具有透表祛湿的功效,为岭南医生在治疗湿温病时喜用,用在慢性肝病湿热证时效果良好。溪黄草为岭南地区常见草药,用于急性黄疸型肝炎、急性胆囊炎伴黄疸者的治疗,某些成分经体外抗菌试验,证明对金黄色葡萄球菌有明显抑制作用。

医案36:古某,男,42岁,2010年11月27日初诊。

主诉:既往有HBsAg阳性病史12年。本次患者1周前因饮酒后腹痛腹胀,自服用"胃药"腹痛腹胀减轻,但出现:黄疸深重,色泽晦暗,胸脘胀满,倦怠乏力,恶心呕吐,呃逆不止,纳差,尿黄目黄,大便5日未行,遂就诊。舌苔淡黄垢浊,舌质黯红,脉弦濡滑。体检:体温正常,神尚清但困倦欲寐,全身深度黄染,心肺正常,腹平软,肝脾肋下未及,肝区叩击痛,无腹水征。血生化检查:TBIL:201.5μmol/L,DBIL:125.8μmol/L,AST:150U/L,ALT:211U/L,A/G:37.9/41,AKP:121.5U/L,PTA:24%,HBsAg(+),HBeAg(-),抗-HBc(+),抗-HCV(-)、AFP(-)。B超提示:肝区回声细密,胆囊炎,脾稍大。

西医诊断:慢性重型肝炎。

中医辨证:湿浊蕴结,郁而化热。

治法:化浊开窍,祛湿和胃。

处方:菖蒲郁金汤化裁。

石菖蒲20g	郁金20g	佩兰15g	藿香10g
土茵陈30g	赤芍30g	丹皮15g	山栀子10g
大黄10g	连翘10g	白蔻仁10g	厚朴10g
鲜竹沥5g	姜汁3g		

7剂,每日1剂,水煎服。同时予以大黄30g,乌梅30g保留灌肠。西医予

以甘利欣、门冬氨酸钾镁、促肝细胞生长素等保肝降酶退黄基础支持治疗。

二诊：黄疸明显减退，胃纳差和疲乏等症状好转，大便已通，偶有呃逆，舌苔淡黄微腻，舌质黯红，脉弦濡微滑。肝功能化验：TBIL：171.2μmol/L，DBIL：115.5μmol/L，AST：102U/L，ALT：115U/L。前方去大黄，加砂仁 6g 治疗 28 剂。

三诊：黄疸继续明显减退，胃纳佳，微疲乏，呃逆消失，右胁隐隐作痛，舌黯红苔微腻，脉弦细。肝功能：TBIL：49.9μmol/L，DBIL：31.5μmol/L，AST：52U/L，ALT：47U/L。用原方合四君子汤加减治疗 60 余日复诊，症状基本消失，肝功能化验：TBIL：29.5μmol/L，DBIL：19.3μmol/L，AST：40U/L，ALT：29U/L，HBsAg（－）。基本恢复正常。

按语：本例患者虽然 AST、ALT 不太高，但 TBIL、DBIL 很高，实为慢性重型肝炎，缘于患者饮食不节，损伤脾胃，致运化功能失职，湿浊内生，郁而不化，熏蒸肝胆，胆汁外溢，浸淫肌肤而发黄，湿性重浊上扰有蒙闭清窍之势。芳香化浊以祛湿，和胃降逆以养肝。土茵陈具有祛湿透邪的功效，为岭南名医在治疗湿温病时喜用，湿热黄疸最宜选用。

医案 37：吴某，女，37 岁，2010 年 3 月 18 日初诊。

主诉：体检 B 超发现脂肪肝 1 周。诊时见体形肥胖，诉肝区重着感，疲乏，口中黏腻不畅，口苦，腰酸，舌质暗红，苔薄白腻，脉细。实验室检查：肝功能：ALT：27U/L，AST：25U/L，A/G：49/27，HBsAg（－），HBeAg（－），抗-HBc（－），抗-HCV（－），AFP（－）。B 超提示：脂肪肝。

西医诊断：脂肪肝。

中医辨证：痰瘀互结，肝络不和。

治法：健脾养肝，祛痰湿，消积滞

处方：莱菔子 30g　　布渣叶 15g　　山楂 30g　　白芷 10g
　　　　神曲 15g　　　泽泻 15g　　　怀山药 30g　首乌 15g
　　　　枸杞子 15g　　牛大力 30g　　豨莶草 30g　法夏 15g
　　　　陈皮 10g

28 剂，水煎服，每日 1 剂。

二诊：口中黏腻不畅，口苦，腰酸等症状消失，肝区重着感减轻，舌质暗红苔微腻，脉细弦。体重由 79kg 减至 75kg。继续上方治疗 5 个月。

三诊：未觉明显不适，舌质暗红苔薄白，脉细弦，B 超提示：肝内光点稍增粗，余未见异常。

按语：痰瘀互结、肝络不和为脂肪肝病机关键所在，肝脾两虚是发病重要基础,通过健脾养肝、祛痰湿、消积滞取效。方中陈皮、法夏、莱菔子、布渣叶、山楂、神曲、白芷、豨莶草消积导滞,首乌补肝肾,牛大力、怀山药健脾助运。肾虚可加山茱萸,血脂高可加海带以增加疗效。

医案 38:于某,男,61 岁,2010 年 11 月 5 日初诊。

主诉:既往有慢乙肝病史 32 年,肝硬化病史 10 余年。腹胀 2 个月,脘腹作胀,腹渐胀大,按之柔软,食后尤甚,叩之呈鼓音及移动性浊音,四肢消瘦,肢体浮肿,下肢浮肿明显,尿少,口干,牙龈出血,神疲乏力,尿少,大便日行一次。肝 功 能 化 验:ALT:50U/L,AST:49U/L,TBIL:28.5μmol/L,DBIL:18.9μmol/L,HBsAg(+),HBeAg(-),抗-HBc(+),抗-HCV(-),AFP(-),球蛋白 32g/L,B 超提示:肝硬化腹水,脾肿大。脉细弦,舌质微红,苔薄白。

西医诊断:乙型肝炎后肝硬化(失代偿期)。

中医辨证:邪毒久恋,瘀阻络脉,水湿停滞。

治法:逐水攻下,活血化瘀,扶正祛邪。

处方:生大黄 10g^(后下)　葶苈子 30g　　黑白丑 6g　　莪术 20g
　　　丹参 15g　　　郁金 15g　　　炙鳖甲 10g　　山甲片 10g
　　　地鳖虫 10g　　石见穿 30g　　大腹皮 30g　　玉米须 30g
　　　紫河车 6g　　　生黄芪 15g

7 剂,水煎服,每日 1 剂,分 2 次服。

二诊:腹胀和水肿明显减轻,减葶苈子和黑白丑,加猪苓 50g,茯苓 50g,黄芪 30g,再服用 2 个月。

三诊:腹已不胀,复查 B 超,肝硬化腹水,脾大,少量腹水。

按语:臌胀一病,历来医家一般分为"气臌""血臌""水臌""虫臌",但气、血、水三者,每多相因为患,仅有主次先后之分,而非单纯为病。肝硬化腹水是由于邪毒内伏,肝郁血瘀,肝络痹阻,气化失司,水湿内停,三焦壅塞,致肝脾肾三脏俱损,属本虚实之重症,逐水攻下法为治标的重要手段之一,虽说属于权宜之计,但有积极的治疗意义。成败的关键在于掌握攻补的时机与分寸。本例采用攻补兼施的方法而获效。其中生大黄、葶苈子起推动荡涤的作用。

医案 39:洪某,男,61 岁,2010 年 9 月 8 日初诊。

主诉:既往有慢乙肝病史 32 年,肝硬化病史 10 余年。患者因体检时发现 AFP:23 512.76μg/L,CT 示肝右叶占位性病变(肿块大小为 9cm×8cm),于 2010 年 6 月在广州中山大学附属第一医院行肝癌切除术,病理诊断为中分化肝细胞癌,术后 3 个月前来就诊,纳差,乏力,肝区隐痛,腹胀,大便干结,小便正常,余无不适,舌质红,苔黄,脉弦涩,辅助检查B超提示肝实质弥漫性病变。肝功能化验:ALT:63U/L,AST:451U/L,TBIL:30.5μmol/L,DBIL:17.8μmol/L,AFP:55.08μg/L,CEA:5.32μg/ml,肝功能正常,HBsAg(+),HBeAg(-),抗-HBc(+),抗-HCV阴性,HBV DNA:1.85×10^3copies/ml。

西医诊断:原发性肝癌术后。

中医辨证:瘀毒互结兼脾虚。

治法:清热解毒,凉血化瘀,健脾扶正。

处方:

柴胡 10g	赤芍 30g	太子参 30g	白术 15g
丹参 15g	郁金 10g	炒麦芽 15g	鸡内金 10g
蛇舌草 30g	虎杖 15g	半枝莲 30g	半边莲 15g
茵陈 15g	莪术 15g	鳖甲 30g	穿山甲珠 15g
生薏苡仁 15g	茯苓 15g	甘草 6g	

水煎服,每日1剂,分2次服,60剂。

同时口服肝复乐片,软肝散结和活血化瘀治疗。

二诊:食欲明显好转,肝区无明显疼痛,大便稍溏,日1次,小便正常,舌质红,苔薄黄,脉弦细。上方去原方去赤芍、虎杖,加黄芪30g,漏芦15g,水煎服,每日1剂,分2次服,60剂。同时口服肝复乐片,软肝散结和活血化瘀治疗。

三诊:患者纳食佳,无腹胀,矢气多,大便成形,日2次,小便黄,腰酸软,舌质淡红,布白厚舌苔,脉细弦。上方去原方去鸡内金、茵陈,加续断30g,桑寄生15g。同时口服肝复乐片治疗。复查B超、AFP、CEA均未见异常。

此后患者每3个月复查一次相关检查,B超均未见异常,AFP、CEA、肝功能、HBV DNA均阴性,无明显不适,在上方基础上加减。至2013年12月6日,患者再次复诊,各项指标无异常,精神佳,体力充沛,可进行轻体力活动,食欲佳,纳食,无肝区隐痛、腹胀等症状,大便日2次成形,小便正常。

按语:本案系肝癌术后患者,运用中医药治疗肝癌术后患者需兼顾"攻邪"与"补虚"的辨证关系。本例患者症状缓解,生活质量提高,生存期延长,体现了中医药治疗肝癌具有改善症状、提高生存质量、延长生存期的优势,也体现了治疗原发性肝癌祛邪与扶正有机结合的治疗原则。

第二节 其他类医案

医案1:钟某,女,45岁,1999年10月8日初诊。

主诉:恶风2个月。2个月前患伤风感冒,服食西药后出现恶风,头晕,偶有恶心,周身关节疼痛,二便正常。无自汗、耳鸣、关节红肿等症。舌质淡红,苔微黄脉缓。

西医诊断:感冒。

中医诊断:恶风。

中医辨证:证属太少合病。

治法:解表清热。

处方:

桂枝 15g	白芍 15g	柴胡 12g	黄芩 12g
法夏 12g	川芎 10g	防风 12g	白芷 12g
葛根 30g	大枣 15g	甘草 6g	

二诊:4剂之后,恶风、头晕、骨节疼痛均明显减轻,患者诉大便不畅,舌红苔黄微腻,脉沉细。

处方:

柴胡 12g	白芍 12g	枳壳 12g	黄芩 12g
法夏 12g	川朴 12g	葛根 30g	丝瓜络 15g
白芷 10g	川芎 10g	防风 12g	甘草 6g

服药4剂之后,诸症俱去。

按语:患者伤于风邪感冒之后,时有恶风,表邪未解,邪在太阳。头晕,关节疼痛。邪入少阳,半表半里,故时有恶心。据《伤寒论》,柴胡桂枝汤之临证思路,经云:"伤寒六七日,发热,微恶寒,肢节烦痛,心下支结,外证未去者,柴胡桂枝汤主之。"同时加以祛风通络之药,故诸症悉减。继以小柴胡和解表里而收全效。

医案2:李某,女,62岁,2014年1月19日就诊。

主诉:患外感3日,右侧咽喉疼痛,右侧胸部疼痛剧烈,恶风畏冷,无咳嗽,纳呆不欲食,大便成形量少,每日1次,疲乏懒动。脉细,舌淡微黯,舌根薄腻苔,咽部充血,扁桃体幼年时已摘除。

中医辨证:素体气血两虚,外感风热。

治法:健脾益气,疏风清热。

处方:

薄荷 10g(后下)	牛蒡子 10g	白术 15g	桔梗 12g
陈皮 10g	五爪龙 30g	肿节风 30g	仙鹤草 30g
茯苓 30g	猫爪草 15g	党参 30g	甘草 6g

2剂,每日1剂,分2次服。

二诊:药后咽痛减轻,仍有胸痛,纳呆,恶风畏冷,疲乏、舌淡,脉细。

上方加延胡索15g,郁金15g,瓜蒌皮15g,红花10g,2剂。

三诊：咽痛、胸痛明显好转，纳呆、恶风畏冷明显，非常疲乏、懒言，大便正常、量少，因下午、晚上服中药头煎与复煎各 1 次，半夜全身大汗，换了两次衣服。胸透右上肺感染少许，血分析白细胞升高。

处方：黄芪 60g　　　　鱼腥草 30g　　　党参 60g　　　　毛冬青 30g

　　　　白术 15g　　　　浮小麦 30g　　　仙鹤草 30g　　　防风 10g

　　　　甘草 6g

3 剂，嘱每餐饭前嚼服 3 片生姜，健胃开食。

3 剂后咽痛胸痛消失，无咳嗽，胃纳改善、每餐可进半碗饭，精神好转，畏冷有所改善，夜间汗出逐渐减少，照上方再服 7 剂，诸症消失。

按语：虚人外感发热，有补中益气治之，此李东垣甘温除热之大法，本案病者素体气血两虚，因外感风热犯肺，虚实夹杂，先治其标，兼顾其本，故以四君子汤加疏风清热之药，邪盛伤肺致气郁而胸痛，以瓜蒌散合郁金延胡索药对理气活血，胸痛减轻，因表虚，疏风清热药过量，出汗不止，最后重用黄芪、党参大补卫气，玉屏风散为底加鱼腥草、毛冬青清肺热、通肺络，肺部炎症能较快控制，配合肿节风清热解毒，治疗咽痛要药，诸症消失。扶正祛邪，攻补兼施，为中医治病一大法。

医案 3：王某，女，63 岁，2003 年 2 月 18 日就诊。

主诉：畏寒、发热、纳差月余。曾在深圳某区医院住院治疗 3 周，住院检测：血液常规检测显示：白细胞总数 3.8×10^9/L，淋巴细胞百分比稍升高，血清转氨酶升高（谷丙转氨酶、谷草转氨酶分别为 60U、56U），乙肝两对半检测均为阴性，大小便常规检测未见异常，胸透心肺未见异常、B 超肝、胆、脾、肾未见异常。经过静脉点滴先锋霉素抗炎治疗，体温未见明显降低，仍然波动在 39~40℃。住院期间血液培养未见异常。曾怀疑为疟疾，采用抗疟治疗 3 天，未见体温改变。今日来我院就诊。患者症见发热恶风，身困乏力，胸闷，纳呆，便溏，尿黄，舌红苔黄腻，脉濡数。

西医诊断：感冒。

中医诊断：外感发热。

中医辨证：风温夹湿。

治法：疏风清热，和胃化湿。

处方：连翘 15g　　　银花 15g　　　板蓝根 30g　　　黄芩 15g

　　　　滑石 30g　　　草果 12g　　　土茵陈 30g　　　薄荷 10g^(后下)

　　　　川朴 12g　　　法夏 12g　　　茯苓 15g　　　　甘草 6g

患者服用 3 天后体温降低至 38℃,治疗 5 天后体温完全恢复正常。继续服用上方 1 周后,未见复发。

按语:本例发病正值国内流行"非典"期间,经各项检查已排除"非典"诊断,在西医难以确诊之时,以中医辨证论治是最佳治法。风温发热若夹湿邪,湿热相合,则病势缠绵,叶天士云"或透风于热外,或渗湿于热下,不与热相搏,势必孤矣"这是治热邪夹风、夹湿而不解之法。本方取连翘、银花以疏解风热;黄芩、滑石清热祛湿,二方基础上再运用广东省名老中医刘赤选教授之经验,重用土茵陈透热中之湿,清湿中之热,再佐草果芳香透湿,以上组方正合叶氏之"透风于热外,渗湿于热下"之意,久热治愈。

医案 4:黄某,女,20 岁,1972 年 10 月 15 日来诊。

主诉:2 日来头晕目眩。平卧头不敢左右转动,否则眩晕如行舟车,并见胸闷,恶心呕吐、脘腹疼痛引其两胁,不纳食,睡眠不佳,二便常,口苦,口干少饮,无耳鸣。舌质微红,苔黄白滑腻,脉弦滑。

西医诊断:眩晕(原因待查)。

中医辨证:痰湿中阻,肝风上扰。

治法:除痰化湿,清肝息风。

处方:温胆汤加味。

法夏 9g	陈皮 6g	云苓 15g	甘草 3g
竹茹 9g	枳实 9g	白术 9g	佛手 9g
藿香 15g	钩藤 12g	白蒺藜 12g	

服 1 剂后呕止,能纳粥食。2 剂头晕大减,可以下床活动,再以此方加减调理数剂而愈。

按语:患者素有胃痛,脾运不健,肝胃不和。近因学习紧张,睡眠减,饮食失调,致痰湿阻滞中焦,胃不受纳以致胸膈,泛恶,呕吐,不纳食,口干不饮。肝气抑郁则肝气横逆,故见腹痛、胁痛。气郁化火则口苦,舌红苔黄。胃不和则卧不安,故睡眠欠佳。"诸风掉眩,皆属于肝"。肝热生风夹痰湿上扰清窍,故眩晕不已。苔滑腻而黄,脉弦滑,皆为有痰湿肝热之征。取温胆汤加藿香、白术、佛手,重在祛痰燥湿,和胃降逆。痰湿除,脾胃健运则肝气疏泄,肝胆热亦自除,更加白蒺藜疏肝祛风,钩藤平肝息风。使其上窍清、眩晕止。

医案 5:罗某,男,10 岁,1995 年 10 月 27 日初诊。

主诉:头痛近半年,以前额为主,影响学习和生活,伴纳差,二便正常。舌淡苔薄,脉沉。无外伤史。脑电图示:中度异常。体检未发现其他异常。曾经中、西医治疗无效。

中医辨证：痰瘀阻络。

治法：活血祛痰通络。

处方：

丹参 8g	赤芍 8g	川芎 6g	僵蚕 3g
全蝎 3g	天麻 6g	葛根 15g	山楂 12g
麦芽 30g	甘草 3g		

二诊：服药 4 剂后，头痛止，胃纳欠佳，口干不欲饮，大便软，小便清，夜寐多梦。舌尖红，苔薄黄。

处方：

丹参 8g	赤芍 8g	川芎 8g	僵蚕 3g
全蝎 3g	天麻 8g	葛根 15g	龙骨 15g^{（先煎）}
山楂 15g	水蛭 5g	白芷 10g	甘草 6g

三诊：药后半个月，偶有头痛发作，但头痛减轻，仍多梦。舌尖红，苔薄黄。

处方：以前方去水蛭，加麦冬 8g，灯心草 5 扎。以本方加减治疗 3 周，头痛未再发。3 个月后，患者因饮食不佳来诊，头痛一症未再发作。

按语：本例患儿头痛时日已久，非为一般感冒之太阳经头痛，从"久病不愈，非痰则瘀"之思路出发，治以活血化瘀，祛痰通络。故以丹参、赤芍、川芎活血化瘀，僵蚕、天麻、全蝎祛痰通络，后因患儿心烦、多梦、舌尖红苔黄，加以麦冬、灯心草清心火。以上治法乃循治疗儿科疾病基本大法：平肝、泻心、健脾，本例只是根据病情略作变通而已。

医案 6：傅某，男，30 岁，1996 年 6 月 16 日会诊。

主诉：患者于 1995 年 11 月搭乘摩托车跌倒致头部受伤，昏迷数日，右侧肢体偏瘫。经手术清除血肿及留置引流管以清除脑积水治疗。5 月 22 日因脑积液引流管堵塞重建右侧引流管引流至腹腔。会诊时患者头痛不能平卧，烦躁不安，神情呆滞，不欲食，二便通，头部手术伤口肿胀饱满。舌苔黄腻，脉弦。

中医辨证：湿热内闭。

治法：清热利湿。

处方：

藿香 12g	川朴 12g	法夏 15g	茯苓 15g
白芷 12g	川芎 10g	滑石 30g	赤小豆 30g
黄芩 12g			

服药 4 剂后，黄腻苔略减，胃纳改善，仍有头痛，心烦不能平卧，意识时清时差，不能正确用言语表达，患者烦躁，拒服中药故停用中药治疗。

二诊：患者家属再邀会诊。患者头痛未减，心烦躁动不安，手术伤口处仍膨胀饱满,胃纳不佳,舌红苔黄腻,脉弦。

处方: 羚羊角骨 15g^(先煎)　木贼 15g　　　僵蚕 12g　　　车前子 30g

蜈蚣 3 条　　　丹参 30g　　　天麻 12g　　　田七末 3g^(冲服)

川芎 12g　　　淡竹叶 12g　　连翘心 15g　　甘草 6g

先后服药 12 剂,头痛减轻,心烦减,可平卧,起床时有短暂头晕感,记忆力差,思维尚可,继以上方加减配伍,调治 3 个月,头痛消失,头晕减轻,继以脑复康、川芎嗪、谷维素等治疗 2 个月,患者头晕消失,引流管拔除,可下地活动。

按语: 本例由外伤致脑积水而引发诸多症状,初从"湿热邪闭"调理脾胃,清热利湿治之其效不显,再次细辨其证,巅顶头痛为厥阴肝经之病,外伤瘀血内停,术后脑积水致湿聚生痰,痰生风,痰与热合而现痰火蒙闭心窍致神不明,拟从风痰瘀阻证出发,治以祛痰息风、活血泻心法治之,方中以羚羊角骨、木贼清厥阴肝经之热,配蜈蚣、僵蚕、天麻祛痰息风,川芎、田七、丹参活血化瘀,车前子、淡竹叶、连翘心以利湿清泻心火。以上中药配合引流,症状明显改善。

医案 7: 余某,女,42 岁,2005 年 6 月 21 日初诊。

主诉: 胃脘胀痛已 7~8 个月,近日胃脘胀痛,头巅顶疼痛,背痛,胃纳尚可,大便调,尿黄。舌暗红,薄黄腻苔。

中医诊断: 头痛。

中医辨证: 厥阴肝经头痛,肝气犯胃。

治法: 疏肝和胃,化瘀止痛。

处方: 党参 15g　　　吴茱萸 10g　　藁本 15g　　　柴胡 15g

赤芍 15g　　　枳壳 10g　　　延胡索 10g　　郁金 15g

川芎 15g　　　七叶莲 30g　　鹿衔草 30g　　甘草 6g

二诊: 胃脘痛好转,背痛减轻,仍稍有头痛,饱食后胃胀,无口苦口干,纳可,二便调,舌根微黄腻,脉弦。

处方: 党参 15g　　　吴茱萸 10g　　藁本 15g　　　白芷 15g

川芎 15g　　　苏梗 15g　　　佛手 12g　　　郁金 15g

延胡索 15g　　七叶莲 30g　　鹿衔草 30g　　甘草 6g

服药 4 剂,每日 1 剂,水煎服。

三诊: 背痛、头痛消失,胃痛明显减轻,小便黄,舌淡红,苔净,脉弦。

处方: 党参 30g　　　白术 10g　　　茯苓 15g　　　木香 10g^(后下)

砂仁 10g^(后下)　陈皮 10g　　　法夏 10g　　　苏梗 15g

延胡索 15g　　台乌 12g　　　柿蒂 30g　　　蒲公英 30g

甘草 6g

按语：头巅顶作痛为厥阴肝经头痛，虽未见口泛痰涎，但有头顶痛与苔腻即可，定为吴茱萸汤证，合四逆散疏肝和胃，又取藁本、七叶莲、鹿衔草疏理太阳、少阳、厥阴三经之气，经脉通畅故诸痛皆能缓解。最后以调理脾胃而收功，以上俱症数月未有再发。

医案 8：邓某，男，56 岁，2013 年 9 月 2 日初诊。

主诉：鼻咽癌放疗后顽固性头痛 2 年 8 个月，常咳嗽多痰，并间断有少量血涕，偶有痰中带血呈暗红色。3 年前因长时间咳嗽、咳痰、鼻塞及头痛等，后又见有血涕及痰中带血丝就医，被诊断为"鼻咽癌"（未分化癌：$CT_2N_2M_0$ 期），确诊后即行放射治疗，经 4 个月放疗后，经检查认为鼻咽癌已被完全控制后终止治疗；但患者自觉头痛反而日益加重，头痛以后头部连及颈项为主，特别是最近半年，头痛尤为严重，使得患者寝食难安，甚为痛苦。常伴咳嗽有痰黏稠，并间断有少量血涕，偶有痰中带血呈暗红色，经多方治疗效果不明显。初诊见患者呈慢性病痛苦面容，但言语声高气粗，口气较重，面呈醉酒貌。咽部干红无津，舌绛红，苔黄燥而厚，脉洪数有力；其余胸腹四肢无异常。

中医诊断：头痛。

中医辨证：肺胃积热，火热伤津，痰火上犯。

治法：清泻肺胃，益阴生津，化痰通络止痛。

处方：芎芷石膏汤加减。

生石膏 60g	白芷 15g	川芎 12g	藁本 12g
菊花 15g	羌活 12g	桑叶 10g	薄荷 6g^(后下)
蔓荆子 12g	天花粉 30g	知母 12g	鸡血藤 15g
甘草 6g			

3 剂，每天 1 剂，复渣。

二诊：头痛依旧，没有明显改善，患者言语声高气粗，为痰火内盛兼夹肝风的迹象。

处方：劳氏肝风扰脑方合芎芷石膏汤。

钩藤 30g	白蒺藜 15g	紫菀 10g	茯苓 24g
桑螵蛸 10g	布渣叶 12g	川芎 12g	白芷 15g
生石膏 60	天花粉 30g	羌活 15g	藁本 12g
菊花 12g	蔓荆子 12g	甘草 6g	

3 剂，每日 1 剂，复渣。

三诊：基本没有头痛，睡眠改善。查视患者，面色舌脉略有好转，效不更方，以上方再疏5剂；后来复诊，头痛全释。

因患者一直以来均有咳嗽有痰，间断有血涕及痰中偶带血丝，鼻咽镜检查认为原病灶部位存在溃疡面少量渗血，但多次病检未发现癌细胞，认为鼻咽癌已得到很好控制；所以，转以治疗鼻咽癌放疗后局部溃疡为主，以改善患者咳痰、血涕、血痰等。经过2个多月的内服及局部用药治疗，血痰、血涕已未再出现，但患者乃时有少量咳痰，现在还治疗中。一直观察至今，半年来头痛未发作。

按语：中医认为鼻咽癌的发病是在患者机体内环境失调的基础上，过食辛辣、煎炸热物，以致痰热内蕴而发病，痰热火性上炎，扰动血络，故鼻咽癌以头痛、鼻塞、耳蒙、涕血及咯血痰为其主要症状；而放射治疗是以火毒攻邪的一种治疗手段，对病灶癌细胞杀伤的同时，对人体也产生一种火毒助火伤阴病理机制，故患者接受放疗后往往阴伤火热的体质更为突出。而就大多数鼻咽癌患者而言，随着鼻咽癌的控制，头痛会好转或消失，但本患者治疗后头痛不减反而与日俱增。后来笔者详细斟酌，患者痰火热邪上攻的同时，因长时间受疾病的困扰，未免情绪压抑，以致肝郁化火，肝风上扰脑髓而头痛不已。肝风扰脑方由钩藤30g，白蒺藜15g，紫菀10g，茯苓25g，桑螵蛸10g，布渣叶12g，川芎15g，白芷10~15g，甘草6g组成，从表面看似乎跟肝风扰脑头痛没多大关系，但仔细分析，其中钩藤、白蒺藜为息风解痉、疏肝平肝之良药，其他药味则以固肾利湿除痰为主，而这样平淡不惊的组合，加之临床根据辨证合理地加减应用，确见奇功。

医案9：梁某，女，54岁，2014年2月15日初诊。

主诉：右膝关节痛伴活动受限3年加重半月。于3年前开始反复出现右膝关节疼痛，每因天气变化时易诱发或加重，久立、久行后可加重，甚则活动受限，近半月右膝关节疼痛再发，伴活动受限，上楼梯感困难，在当地医院X线片检查提示：右膝关节硬化，边缘增生，髌胫关节间隙狭窄，软组织未见异常。当地医院予对症处理（具体不详）后症状未减轻，为求中医药治疗来诊，症见：右膝关节痛，活动受限，口干、口苦，余无特殊不适，纳眠可，二便正常。神清，精神可，心胸肺、腹部查体未见明显异常。右膝关节痛，局部软组织无明显红肿，活动受限，四肢肌力、肌张力正常。舌红，舌根苔薄黄腻，脉弦细。

中医诊断：痹证。

中医辨证：肝肾阴虚，兼有湿热。

治法：滋养肝肾，清热利湿通络。

处方：生黄芪60g　　　石斛30g　　　桑寄生30g　　　鹿衔草30g

半枫荷 30g　　　　七叶莲 30g　　　　土地骨 30g　　　　怀牛膝 15g

甘草 6g

共 3 剂,日 1 剂,水煎至 250ml 左右,温服。

二诊:服药 3 剂后,右膝关节痛减轻,活动仍稍受限,口干、口苦减轻,纳眠可,二便调。舌红,舌根苔薄黄腻。效不更方,守前方 14 剂,煎服法同前。2 周后患者右膝关节疼痛明显减轻,活动较前灵活。

按语:本案患者渐至老年,肾气渐衰,肾精亏损,不能充骨生髓,骨骼失养,骨体枯槁,故见反复膝关节疼痛,活动后加重,甚则活动受限,每因天气变化,外邪猖盛,则易诱发。本次发病节气为小暑,患者劳作后,感受湿热之邪,湿热下注于局部,故见右膝关节疼痛再发,伴活动受限,口干口苦,舌红,舌根苔薄黄腻,脉弦细亦为兼夹湿热征象之佐证。故治当标本兼治,扶正祛邪,治以补益肝肾,清热利湿通络。桑寄生、怀牛膝、鹿衔草以滋养肝肾,石斛可入肾经,滋养肾阴而不碍胃助湿,黄芪以益气健脾,充养后天以滋先天,半枫荷、七叶莲、土地骨均为岭南常用药,半枫荷可祛风除湿、舒筋活血,七叶莲清热利湿通络,土地骨清除湿热、祛风通络,甘草以调和诸药。现代医学对于退行性关节病变多无特殊方法,缓解症状需依靠非甾体抗炎药或强效止痛药,而中医对痹证的治疗有着数千年经验,本案患者先后服 17 剂,症状明显缓解,可见中医药辨证论治对于痹证治疗的优势。

医案 10:谭某,男性,50 岁,2003 年 12 月来诊。

主诉:两上肢酸疼不适半年,曾经针灸及按摩治疗,症状不见减轻。伴口干,略口苦,二便正常,舌红,苔黄腻,脉弦

中医辨证:湿热阻络。

治法:清热祛湿,通络止痛。

处方:老桑枝 30g　　　鹿衔草 20g　　　川草薢 15g　　　半枫荷 30g

丝瓜络 15g　　　络石藤 30g　　　防风 10g　　　　苍术 10g

黄柏 10g　　　　甘草 6g

二诊:服药 3 剂后,双上肢酸痛尽消,口干口苦减轻,继以上方 4 剂调服。

按语:本病例以两上肢酸痛不适为主症,仍属痹证范畴,"痹者闭也"经络阻闭不通所致,症见舌红苔黄腻,故可从湿热阻络论治,处方以苍术、黄柏二妙散清热燥湿为基础方,加老桑枝、络石藤、丝瓜络、川草薢、鹿衔草等祛风除湿,通络止痛配伍能使二妙散之效倍增。

医案 11:江某,女,43 岁,2001 年 1 月 5 日来诊。

主诉:四肢关节疼痛、麻木,肢冷3个月,在他处经中、西医治疗效果欠佳而来就诊。查关节无红肿,四肢活动正常,舌淡红,苔白,脉弦细。

中医辨证:风寒阻络。

治法:温经通络,祛风除湿。

处方:

老桑枝 30g	络石藤 30g	半枫荷 30g	威灵仙 15g
七叶莲 30g	桂枝 12g	细辛 3g	天麻 15g
怀牛膝 15g	甘草 6g		

二诊:服药4剂后,四肢麻木感觉减轻,舌淡红,苔薄黄。

处方:

老桑枝 30g	络石藤 30g	银花藤 30g	七叶莲 30g
桂枝 12g	细辛 3g	蜈蚣 3条	赤芍 15g
甘草 6g			

三诊:药后症减,以上方加当归10g,服药7剂后症状消失。

按语:本例痹证四肢冷、苍白,用当归四逆汤温通之法,取桂枝、细辛二味为主药,取七叶莲温经通络,加强止痛之功,用天麻或用蜈蚣以祛风治麻木,配伍老桑枝、络石藤、半枫荷、威灵仙以祛风除湿、通络止痛,二诊因苔薄黄有化热之兆,故加以银花藤清热通络以防其化热。

医案12:李某,女,62岁,2010年6月23日会诊。

主诉:胸痛已3日。3日前因跨过市政工程开挖的沟,不慎扑到,胸部被挫伤,疼痛难忍,经X线片证实胸部肋骨未见骨折。患者曾有左胸肋软骨骨膜炎病史。经服西药双氯芬酸钠25mg,每日3次,治疗3天后效果不太明显,平卧翻身受限,因痛影响睡眠和生活,要求服中药治疗,大便正常。

中医辨证:气滞血瘀。

治法:理气活血,通络止痛。

处方:

素馨花 10g	枳壳 15g	赤芍 15g	铁包金 30g
穿破石 30g	瓜蒌皮 15g	红花 10g	延胡索 15g
郁金 15g	甘草 6g		

二诊:配合原西药双氯芬酸钠,连服5剂,胸痛大减,嘱停用西药,按原方再服10剂。再次来电胸痛已停,基本消失,仅左胸第8、9肋乳中线位置轻微压痛。

按语:胸胁属肝经所过,故以四逆散合瓜蒌散疏肝理气活血,以素馨花代柴胡功效更佳,方中用穿破石、铁包金加强活血通络之功,取延胡索、郁金行血中之气。全方能使血络通行,达到"通则不痛"之目的。

医案13:庞某,男,68岁,2003年10月3日来诊。

主诉:胃脘胀满已十余年,曾诊为慢性萎缩性胃炎,1年前出国探亲,胃痛又发,在他国胃镜诊为食管溃疡,服用抗溃疡药物治疗,回广州后,半年来仍间服奥美拉唑镁片之类药物,胃痛消失,但双下肢灼热难受,脚浮如履棉絮,夜睡翻身时手足抽筋,体倦乏力,时有腹胀,大便不畅,舌胖齿印,淡红而嫩,少津,舌根苔黄稍浊腻,脉弦细。

中医辨证:气阴两虚,肝经湿热。

治法:补气养阴,清肝柔筋,祛湿通络。

处方:羚羊角骨30g^(先煎) 鹿衔草30g 牛大力30g 五爪龙30g
干地15g 玄参15g 赤芍15g 木瓜15g
丝瓜络15g 台乌15g 甘草6g

二诊:服药7剂之后,双下肢灼热感明显减轻,诸症均减,精神好转,下肢仍稍有灼热,脚肿,大便不爽,舌质红嫩少津,舌根苔稍腻,色微黄,脉弦细。

处方:以上方加川草薢15g,再服7剂诸症消失。

按语:本例下肢灼热难耐非"骨蒸"一病,因未见其他虚劳烦热,盗汗,肾虚内热之证,亦不同于骨痹,虽有夜间四肢挛急但无"痛苦切心"之骨中疼痛,其病在筋在肌肉。患者年高久病,气阴不足,厥阴肝经失养,长期胃病,脾胃运化不健,身处南方,湿热不攘,乘虚而伤及肝经与肌肉,肝主木,在合为筋,故双下肢灼热,筋脉挛急。脾不运则腹胀,大便不爽。气阴不足则脚肿,体倦乏力,舌胖嫩少津,根苔浊腻色微黄,为湿热之征。治以补气益阴,清热柔肝,祛湿通络。方中以羚羊角骨清肝热,舒筋脉,鹿衔草补肝肾祛风湿,二药为君;辅以干地黄、玄参、赤芍养阴、柔肝、缓急,五爪龙、牛大力补气、强筋、通络,气阴两补以固本为臣;佐以木瓜、丝瓜络祛湿、舒筋、通络;台乌以顺气消胀。甘草配赤芍以缓急,和诸药为佐使。以上诸药配伍达到气阴双补,肝热清,湿热除,诸症消退。

医案14:张某,男,28岁,2006年9月29日初诊。

主诉:精神恍惚多年,四处求医,曾在湖南当地医院住院治疗2个月,未见效果,遂来广州求治,先后经三位医师诊治仍未见效,偶从"邓铁涛医案"中获悉前来找邓老弟子求治。胃胀,有下坠感,纳呆,失眠,记忆力极差,大便正常,舌红苔薄,脉弦细。

中医辨证:心火上扰,肝胃失和。

治法:疏肝和胃,清心养神。

处方:素馨花10g 赤芍12g 枳壳10g 合欢皮15g

| 石菖蒲 15g | 郁金 15g | 远志 10g | 山栀子 10g |
| 苏梗 15g | 陈皮 10g | 麦芽 30g | 甘草 6g |

7 剂,每日 1 剂,水煎服。

二诊:服药 1 周,症状大减,睡眠好,胃胀减轻,胃纳增加,二便正常。

处方:上方去陈皮改用佛手,加太子参 30g,山楂 15g,再 7 剂而诸症消失。

按语:劳老遵邓老脏腑相关之理论,重在调理心肝脾(胃)三脏腑,使其气血和顺,阴阳平秘而愈。"胃不和则寝不安",先疏肝和胃,则寝安,睡眠改善,精神自然舒畅,记忆力也改善,方中四逆散以素馨花代柴胡加合欢皮疏肝之力更佳,取石菖蒲、郁金使肝气条达,得苏梗、陈皮胃则和顺,远志入心窍再佐山栀子除三焦之热而安神。

医案 15:崔某,男,27 岁,2014 年 4 月 15 日初诊。

主诉:患者自诉健忘多梦,偶有心悸,疲乏欲睡,厌油食,耳鸣头晕,脉弦数滑,舌淡红,苔黄腻。

西医诊断:神经衰弱。

中医诊断:健忘。

中医辨证:痰湿阻窍。

治法:祛湿化痰,开窍醒神。

处方:石菖蒲 15g	郁金 15g	磁石 30g^(先煎)	白蔻仁 10g^(后下)
茯神 30g	山楂 20g	川朴 15g	泽泻 15g
仙鹤草 30g	法夏 15g	陈皮 15g	五爪龙 30g
丝瓜络 15g			

7 剂,水煎服,每日 1 剂。

二诊:耳鸣、头晕减轻,多梦,睡醒后双眼发红,疲乏怕冷,胃纳可,大便 2 日 1 次。舌淡红,黄腻苔,脉弦。

处方:石菖蒲 15g	郁金 15g	佩兰 15g	法夏 15g
猪苓 15g	磁石 30g^(先煎)	白芷 15g	川芎 10g
丝瓜络 15g	仙鹤草 30g	牛大力 30g	

7 剂,水煎服,每日 1 剂。

三至五诊:守上方加减,1 个月之后,头晕耳鸣消失,睡醒之后自觉体倦,偶有手麻,大便每 2~3 日 1 次,易解,舌红黄腻厚苔,脉弦细。

| 处方:石菖蒲 15g | 川朴 15g | 丹参 20g | 郁金 15g |
| 法夏 15g | 仙鹤草 30g | 竹茹 15g | 益智仁 15g |

| 白芷 15g | 五爪龙 30g | 茯神 30g | 川芎 15g |
| 牛大力 30g | | | |

六诊:诸症消失,偶有因不愉快之事而精神欠佳,口苦,舌红黄腻苔,脉细弦。

照上方再服 7 剂。

按语:健忘、头晕、耳鸣可归属于"虚劳"范畴,但本例患者为年轻人,舌苔黄腻,可以从"健忘"按实证论治。患者仅 27 岁,为博士研究生,因专心攻读,埋头实验,日夜操劳,病在心脾。思伤脾,脾运失健,由湿生痰,痰浊上扰,清阳被蒙,则健忘、多梦、头晕、耳鸣。脾主元气,伤脾则四肢乏力,精神不振,胃纳不振。脉滑、苔腻为痰湿之征,取陈皮、法夏、川朴、豆蔻化湿浊。石菖蒲、郁金配磁石专治头晕、耳鸣。加减泽泻、茯神、猪苓、丝瓜络等利水祛湿,配五爪龙、仙鹤草牛大力健脾益气。脾胃健水湿运行畅,痰湿则清,病情大减。数月后于 8 月 29 日因胃肠不适,来门诊就医,以往诸症基本消失。

医案 16:黄某,男,35 岁,2013 年 5 月 14 日来诊。

主诉:因"遗精频作 3 周",平素时有上腹部疼痛不适,近 2 个月来上腹部疼痛发作次数增加,多发于饭前及半夜,进少量食物后可缓解。4 周前突解大量柏油样便,伴头晕、心悸,在我校第一附属医院急诊室留观,检查结果:血色素 80g/L,大便潜血(+),HBsAg(+),谷丙转氨酶升高,胃镜检查示"十二指肠壶腹部溃疡并出血"。急诊室诊断为:十二指肠壶腹部溃疡并出血;乙型肝炎。经抑酸、保护胃黏膜等治疗 1 周后,大便潜血转阴,出院门诊治疗。出院后近 3 周来反复遗精,多为无梦而遗,近 3 日连续有遗精,胃脘部时有隐隐作痛,自汗、心悸、睡后易醒,纳呆,神疲乏力,短气懒言,便溏色黄。视诊:精神恍惚,面色萎黄,唇色淡白,舌淡苔微黄。切诊:上腹部轻压痛,脉弦细。

中医诊断:遗精。

中医辨证:中气下陷,气不摄精。

治法:升发脾阳,补气固精。

处方:黄芪 30g	升麻 10g	莲须 30g	党参 30g
柴胡 10g	白术 15g	龙骨 30g$^{(先煎)}$	鸡血藤 30g
牡蛎 30g$^{(先煎)}$	陈皮 10g	黄柏 10g	甘草 6g

药后遗精即止,精神、自汗、心悸等症状明显改善,再以四君子汤加味针对胃脘痛兼治肝炎,数周后而愈,遗精现象未再发生。

按语:患者虽有胃痛、肝病,但遗精主要症状,针对遗精,有多种证候分型治疗。本病例遗精频作,伴心脾两虚,出现自汗心悸、睡不宁神、疲乏懒言、便溏等,故以中气下陷,气不摄精为病机,以补中益气汤加味而收效。

医案 17: 李某,男,78 岁,2012 年 2 月 14 日来诊。

主诉: 心悸 2 天。因劳累而发,心悸,平素易出汗,近日甚之,长期睡眠差,胃纳不振,大便 1 日 1 次,偏烂,精神尚好,自由活动,无唇暗、胸痛。脉细、结代,舌体有齿印,边红根苔黄腻。心电图示:心房纤颤。

中医辨证: 气阴两虚,痰湿扰心。

治法: 益气养阴,化痰安神。

处方: 生脉散合温胆汤加味。

红参须 10g	陈皮 10g	甘松 10g	麦冬 15g
法夏 15g	丹参 20g	五味子 10g	茯苓 30g
浮小麦 30g	竹茹 10g	枳壳 15g	远志 10g
甘草 6g			

2 剂,稳心胶囊 1 盒;2 剂后心悸消失,心电图大致正常,心气阴虚则自汗不止,汗为正阴,失之伤阴。

按语: 患者原有冠心病病史,近日劳累而致心房纤颤,中医统属心痹,其病机不外痰、瘀、虚,病者无心绞痛,唇色无黯白,舌边无瘀,瘀为次。舌苔黄腻,心悸失眠为痰湿所致,故以除痰为主,烦热自汗,为心之气阴不足,以补心气养心阴为辅。方中取生脉散益气生津,敛阴止汗,再加浮小麦,止汗效果更佳。取温胆汤燥湿除痰,运脾健胃,清热除烦,宁心安神。合远志,除痰安神止心悸。再添丹参、甘松理气活血通络,致血脉畅行,心悸安宁。冠心病多为痰、瘀、虚,根据病人三个证素的偏重而加减药物的剂量。甘松,甘温,入心、肺二经,具有理气止痛,醒脾健胃作用。主治心腹满痛,胃痛呕吐,胸闷气郁,食欲不振,脾虚久泻。中医认为甘松温而不热,甘而不滞,香而不燥,芳香能开脾郁,温通可以止痛,药理研究认为本品有镇静、镇痛作用。故临床上有用于多种神经精神疾患,如癫病、神经衰弱以及胃肠道痉挛疼痛等病。甘松为我先父治胃病常用之药。近期报道,甘松中的缬草酮对早搏(期前收缩)、心动过速有明显的治疗作用。

医案 18: 赵某,女,28 岁,2014 年 6 月 20 日初诊。

主诉: 脸面部、颈项、胸背部散在痤疮,部分有小脓头,无瘙痒,病史已 2 年,胃纳可,大便每日 1 次,时或量少不畅,心烦,失眠,入睡难,或早醒,舌质淡红,舌质稍许淡红,舌根微浊,脉细。

西医诊断:痤疮。

中医诊断:粉刺。

中医辨证:热毒内蕴。

治法:清热解毒,养阴安神。

处方:

野菊花 30g	蒲公英 30g	金银花 15g	侧柏叶 20g
马齿苋 30g	紫花地丁 15g	酸枣仁 30g	远志 15g
干地 15g	女贞子 15g	旱莲草 15g	甘草 6g

14 剂,水煎服,每日 1 剂。

二诊:药后症状明显改善,背部小红疹消失,近日吃油炸鱼后,面部痤疮又复发,入睡难,胃纳可,大便烂,舌淡红,根稍腻,脉缓。

处方:

野菊花 30g	蒲公英 30g	银花 15g	侧柏叶 20g
马齿苋 30g	紫花地丁 15g	地肤子 15g	丹皮 15g
天花粉 15g	女贞子 15g	旱莲草 30g	甘草 6g

14 剂,水煎服,每日 1 剂。

三诊:近日额上有少许小疹,胸背部、唇周丘疹消失,胃纳可,大便正常,照上方天花粉加至 30g,再服 14 剂。

按语:痤疮多为年轻人,油性肌肤容易发生,皮肤呈红色小丘疹,多发于脸颊、额头、鼻子周围、下颌、颈项部位,但也有在胸、背部出现者,感染后出现小脓头,中医认为是热毒内蕴,以清热解毒、凉血活血之法治疗,以五味消毒饮加减,心烦、失眠可使本病加重,故本例又合用二至丸加远志、酸枣仁养阴安神。二诊、三诊时使用天花粉,是出于该药具有抑制雄性激素的作用,有益于痤疮的治疗。侧柏叶、马齿苋对脂溢性皮炎有效,业内治疗脂溢性皮炎、脱发多常用该药物。处方用药有病证结合、专病、专方之意。

医案19:李某,女,20 岁,2014 年 7 月 9 日初诊。

主诉:痤疮 1 年多,颜面、唇周、面颊部位丘疹,色红,部分有脓头,时有头晕,血压正常,胃纳尚可,大便每日 1 次,稍干,月经量少,色暗红,舌红黄腻苔,脉细。

西医诊断:痤疮。

中医诊断:粉刺。

中医辨证:湿热。

治法:清热祛湿,凉血解毒。

处方:

石菖蒲 15g	白蔻仁 10g^(后下)	川朴 15g	法夏 15g

| 侧柏叶 20g | 马齿苋 30g | 鸡血藤 30g | 紫花地丁 15g |
| 野菊花 30g | 银花 15g | 干地 15g | 花粉 30g |

7 剂,水煎服,每日 1 剂。

二诊:药后面部痤疮大部分消失,有色素沉着,上唇仍有个别丘疹,有少脓头,舌淡红苔黄腻,脉细。

处方:藿香 10g	佩兰 15g	川朴 15g	法夏 15g
侧柏叶 20g	马齿苋 30g	鸡血藤 30g	紫花地丁 15g
银花 15g	白蒺藜 25g	姜黄 15g	花粉 30g

3 剂,带药回西安老家,嘱患者照此方调养。

按语:痤疮多为青年人,尤其女性更多,在广东长夏季节发病甚多,常为脾胃湿热所致。以清热祛湿、凉血解毒为基本治法,石菖蒲、白蔻仁、川朴、法夏、藿香、佩兰均为化湿祛湿之品,根据腻苔之厚薄而调整剂量;野菊花、银花清热解毒,紫花地丁、干地凉血。针对脂溢性皮炎选用侧柏叶、马齿苋、花粉之类,专病专药效果更佳。有学者研究白蒺藜、姜黄有消除皮肤色素沉着之功效。现代研究表明,姜黄能活血行气,促进面部瘢痕的吸收。研究证实,姜黄可以有效抑制瘢痕生成。

医案 20:韦某,男,32 岁,2013 年 9 月 19 日来诊。

主诉:反复面、颈部出现痤疮 3 个月。平素时发痤疮,时好时发,近 3 个月开始出现头面部、颈项部痤疮只发无好转,自行外用药物治疗后症状无改善,倍感困扰、烦躁,为求中医药治疗来诊。症见:面颈部痤疮色红、瘙痒热痛,唇鼻部密集多发,伴胃脘、脐周痞满不适,纳呆,夜眠欠安,大便黏滞不爽,2~3 日解一次,排出欠通畅,小便稍黄。神清,精神可,心胸肺、腹部查体未见异常。面颈部痤疮色红、凸起表面,唇鼻部密集多发,少数可见脓腔形成。舌红,舌中、根部苔黄腻稍厚,脉弦滑。

西医诊断:毛囊皮脂腺炎。

中医诊断:痤疮。

中医辨证:脾胃湿热。

治法:清热化湿,健脾和胃。

处方:石菖蒲 15g	远志 15g	川厚朴 15g	法半夏 15g
佩兰 15g	大腹皮 15g	枳壳 15g	黄柏 20g
败酱草 20g	土茯苓 15g	侧柏叶 15g	马齿苋 30g
白鲜皮 15g	紫花地丁 15g		

共 7 剂,每日 1 剂,水煎至 250ml 左右,温服。嘱服药期间忌酒、辛辣。

　　侧柏叶 20g　　　　马齿苋 30g　　　　地肤子 20g

上三味药,煎水外洗。

二诊: 无新发痤疮,痤疮色稍变浅,瘙痒疼痛明显减轻,胃脘、脐周胀满减轻,纳眠改善,大便仍 2~3 天 / 次,但便质较前干爽。舌红,舌中、根部苔薄黄腻。效不更方,内服、外洗方均守前方,剂量、用法同前。

三诊: 患者面颈部痤疮明显消减,不痒不痛,腹胀缓解,纳眠可,但白天精神疲倦易困,大便 1~2 天 / 次,成形,排便稍费力,小便调。舌红,舌中、根部苔薄黄腻。在原内服方基础上去白鲜皮、紫花地丁,加仙鹤草 15g,五爪龙 30g,共 7 剂,煎服法同前。1 周后患者诉精神好转,痤疮渐消,纳眠好,二便调。嘱其平素注意调畅饮食起居及情绪。

按语: 痤疮病因病机多与湿、热、瘀、毒有关。《黄帝内经》最早记载了痤疮的病因病机,"劳汗当风,寒薄为皶,郁乃痤"。《医宗金鉴》指出:"此证由肺经血热而成,每发于面鼻,起碎疙瘩,形如黍屑,色赤肿痛,破出白粉汁。"表明痤疮的病机为肺经风热。《外科正宗》记载:"又有好饮者,胃中糟粕之味,熏蒸肺脏而成。"进一步认识到痤疮的发病不外乎肺风和脾胃糟粕蕴蒸,血热郁滞于里不散所导致。询问得知本案患者平素喜好甜品,饮食以辛辣居多。综其舌脉,乃脾胃湿热所致。脾胃主运化,升清降浊,由于饮食不节,过食肥甘厚味,生湿蕴热,湿热循阳明经上蒸于面而发痤疮。故治宜清热化湿,健脾和胃。土茯苓清热解毒利湿;佩兰芳香和胃化湿;败酱草味辛、苦,清热解毒,祛瘀排脓;黄柏清热燥湿;白鲜皮清热燥湿,祛风解毒止痒;紫花地丁清热解毒凉血。石菖蒲辛、苦、微温,化湿开胃,石菖蒲和远志可宁心安神益智;厚朴归脾、胃、肺、大肠经,燥湿消痰,下气除满;枳壳理气宽中,行滞消胀;大腹皮下气宽中,法夏燥湿和胃降逆;厚朴、枳壳、大腹皮、法夏合用以复脾胃之升降。另外,肺主皮毛、司腠理开合,颜面腠理开合失司亦可发丘疹,故用可入肺经之清热利湿药,如侧柏叶以祛风湿、散肿毒、凉血,马齿苋清热利湿,凉血解毒。诸药合用,共奏清热化湿、健脾和胃之功效。配合外洗剂以祛风止痒、清热利湿,疗效显著。三诊患者湿热渐祛,痤疮消退,但显正气不足之本虚之象,故去白鲜皮、紫花地丁,加用仙鹤草、五爪龙以益气健脾补虚,且不碍遗留之湿热。本案患者痤疮与饮食、起居、压力有密切关系,故叮嘱其平素注意条畅饮食、起居及情绪。

（胡玲、张志敏、陈更新、蔡佳仲、陈瑞芳、张诗军、张向菊、庄昆海、马剑颖、李茹柳整理;劳绍贤指导）

第五章 医论医话

第一节 脾虚证研究的思路和方法探讨

辨证论治是指导中医临床工作的基本法则。辨证是决定治疗的前提和依据,准确的辨证可使论治更有针对性,从而有可能提高疗效。临床上,判断方药对证的疗效,目前仍多半依靠病人的主诉及一些定性的指标,主观成分较多、误差较大。而随着脾虚证本质的深入研究,定量的客观指标的涌现,将有助于辨证的准确性,同时为判断方药对证的疗效提供指标,这将为辨证论治提供更科学的依据。此外,许多疾病发展到一定阶段都有脾虚的表现,脾虚证可反映在如何系统疾病之中,深入研究其机制,必将对许多疾病的防治提供科学依据,同时可为中医学的发展提供新的理论。

脾的证治,分虚、实两大类,然而多数单位集中于脾虚证的研究,这是因为脾虚是一组能够比较集中地反映脾的各种生理功能不足表现的综合证候集群,可见于多系统多病种之中。在进行脾虚证本质研究时,必须以中医学理论为指导,以临床为基础,以辨证论治为核心,中西医结合,临床与基础研究相结合,具体而言,有以下几个方面。

一、统一辨证标准

以临床为基础,临床与实践研究相结合,是开展脾虚证本质研究的主要途径。然而临床研究首先要解决的是对脾虚证要有一个统一而准确的诊断标准来选择脾虚病例,以便从临床入手,同时用现代的检查和实验研究方法,探讨与脾虚有关的客观指标及它们的内在联系,逐步探讨其生理病理基础。确立脾虚诊断标准是指导临床用药、观察病情、判断疗效,以及基础研究分析各种实验指标变化规律的重要依据。只有统一的标准,才能总结出共同规律,促进对脾实质的认识。因此,统一脾虚证的诊断标准是开展研究的前提。劳绍贤教授研究团队率先在全国开展了一系列研究工作,通过学习文献,广泛征求意见,特别是通过临床反复实践,主症与次症相结合判断,初步制定脾(气)虚诊断标准,得到同行的广泛认可及引用。然而,目前国内尚未有一个证候诊断的金标准,脾虚证也没有,这也有待国家中医药管理局组织有关学会、研究单位今后开展研究,逐步统一全国的脾虚证诊断标准。

二、多指标合参

脾虚证是以消化系统为主的多系统多器官功能不足的证候群,脾虚证的产生以多种病理因素为基础,脾虚证候不仅可在多系统疾病的病理过程中出现,其临床表现在不同的疾病中具有共同的倾向性,而在同一种疾病不同的个体中又可出现不同的脾虚症状,共性与非共性的症状都是相对的,从整体上来说,脾虚证对每一个病例,每一个病种,其病理上侧重点是不尽完全相同的。因此,祈求找出一个金指标来揭示脾虚证候产生的机制,阐明脾虚的实质,这是不可能的。脾虚证的研究必须在中医整体观指导下从多系统、多学科、多指标进行。当然不是全部否定单指标的研究意义,每一个指标只能反映一个病理环节,只能说明一部分症状产生的机制。用多指标从不同的病理角度,不同的层次去研究,才能全面反映某一个病者脾虚的实际状态,通过一定数量的脾虚者多指标合参,更有利于寻求脾虚证的共同规律。

脾虚证诊断标准之所以难以统一,主要是缺乏客观的指标,如果将四诊与客观的多指标合参,宏观与微观结合,将使脾虚证诊断的标准化工作,推向新的高度。如何选择有限的指标是一个值得探讨的课题,我们依据"脾主运化"的理论,从消化、吸收、运动及调节几个方面,选择了唾液淀粉酶活性、木糖排泄率、体表胃电图及皮肤电等 4 项指标同步检测,作为消化系统疾病脾虚证诊断指标对 41 例脾虚证患者进行研究,结果发现:具有 4 项指标阳性者 10%,3 项阳性者 51%,2 项阳性者 98%,4 项合参的 1 项阳性率可达 100%。这项工作仅仅是研究的开始,我们设想通过互补,可以在一定的条件下确定患者的脾虚状态的存在和程度,如果从各系统疾病中能选择到具有代表性的多指标进行合参,就可望多系统疾病"五诊合参"的脾虚诊断标准能够产生。

三、形态与功能的结合

脾虚证的临床表现以功能不足为特点,是一组以消化系统为主的多系统多器官功能障碍的综合证候群。研究发现脾虚患者不仅在功能、代谢方面出现紊乱和障碍,而且出现一定的形态学改变。以往研究的重点多摆在功能、代谢及调节因素方面,由于受到技术条件的制约,对于形态的研究,显得非常薄弱。功能、代谢、形态三者是统一的,形态是功能、代谢的基础,将三者辩证地统一起来研究中医脾虚证候将对中医理论的研究有着重要的意义。已有部分学者运用现代科学技术手段,从形态、功能、代谢等各方面进行多指标的探索,发现脾虚患者确有消化吸收的障碍、内分泌及自主神经功能紊乱,表现在有效负荷下副交感神经和交感神经的应激能力低下,免疫功能低下。这些研究结果使脾虚本质的探讨和脾胃学说的研究进入到一个新的阶段。

脾虚患者的消化功能低下,出现调节功能的紊乱,其物质基础是什么呢?我们试从胃、结肠黏膜的线粒体进行了观察,发现了脾虚患者胃黏膜壁细胞、结肠黏膜柱状细胞线粒体的数目减少,并出现线粒体肿胀、嵴断裂等一系列的形态学变化,说明脾虚患者消化功能的低下是具有一定的物质基础。为什么要进行有关线粒体的观察呢?我们认为,单一的生化指标不能反映脾虚证的全貌。例如,脾虚有代谢障碍时,无论琥珀酸脱氢酶,还是乳酸脱氢酶,只在一个环节上说明代谢的障碍,若从整体上来研究,选择线粒体作为我们研究脾虚证能量代谢障碍的机制,比一个单项生化指标更有深刻意义。实践说明,将形态学与功能的研究结合起来是研究脾虚证具有重要意义的方法。

四、多指标与症状体征的相互联系

任何形态与功能等微观指标都是从不同的环节与不同层次反映脾虚病理状态,脾虚症状的多种组合构成临床上患者的各种表现,因此通过各种指标研究脾虚证时,应该遵循中医整体观,遵循辨证论治的原则,无论任何形态与功能等各种微观指标,都要与病者具体的症状进行相关联系,比如,我们发现唾液淀粉酶活性酸刺激前后比值与大便烂、自觉口淡等症状,木糖吸收率低下与肠鸣、食后腹胀等症状有密切联系,使实验室指标能精确阐明在脾虚证中出现的意义。

（林传权、李茹柳）

第二节　加强脾胃湿热证研究揭示中医脾胃的本质

中医脾胃的本质研究一直是中西医结合研究的重要内容。自20世纪70年代开始,我们基于中医学脾主运化的核心理论,围绕着脾失健运,对脾胃虚证的本质进行了近40年的研究,先后主持参与卫生部重点"脾虚证本质的研究"和国家科委"七五"攻关项目"脾虚证候发生机制的研究"等部分课题,取得了令人瞩目的成绩,获得了国家科技进步二等奖,为中医脾虚证本质的研究作出了一定的贡献。

到21世纪初,我们渐渐认识到:脾胃实证的研究在脾本质研究中处于十分重要的地位,而忽视对脾胃实证的研究,从一定程度上使得对脾本质的认识受到了制约。首先,从临床角度分析,随着气候、饮食结构等的变化,单纯的脾虚证临床并不多见,而是以虚实夹杂证及脾胃实证较多见,且脾胃实证的临床治疗往往较虚证见效快;其次,从认识事物的方法学角度去分析,脾胃虚证与脾胃实证是脾本质的两个侧面,单纯从一个方面去进行本质特征的研究不能够全面地反映该本质的全部特征。因此,在重视脾虚证研究的同时,我们加强了脾胃实证的研究。而在脾胃实证中,脾胃湿热证成了脾胃实证研究的重点和突破口。根据中医学藏象理论分析,脾为太阴湿土,喜燥恶湿,无论外湿内侵还是湿浊内生,都易侵犯脾胃,脾为湿困,运化失健,湿郁化热,可导致诸多不适,如腹胀、痞满、大便溏、舌苔黄腻等症,而临床有关中焦脾胃湿热证的治疗往往见效较快,因此,从脾胃湿热证入手,容易找到脾胃实证本质研究的突破口。

十几年来,我们先后主持开展了有关"脾胃湿热证的研究"的国家自然科学基金、国家中医药管理局、省自然科学基金等多个课题,对脾胃湿热证展开了一系列的研究。首先,我们从有关脾胃湿热证古代文献和现代资料的系统整理入手,对脾胃湿热证的诊断标准、动物模型的复制等进行了系统的研究,在此基础上,采用病、证、症结合的探索性研究模式,从胃肠动力障碍、幽门螺杆菌感染、水通道蛋白表达、胃肠微生态改变、胃黏膜亚细胞结构改变等多个方面,对脾胃湿热证的证候机制进行了深入的探讨,初步提示:内外合邪、脾失健运、水湿内停、湿聚化热是导致脾胃湿热证发生的主要病机特点;临床脾胃湿热证往往呈亢进状态的病理反应,与慢性胃炎的炎症及Hp感染密切相关,存在着胃肠动力障碍、胃黏膜攻击和防御因子高水平的异常表达,胃肠微生态及亚细胞结构异常,这些表现与脾虚证之间存在着明显的差异,两种证候分别表现出不同的病理改变趋势,一定程度上为进一步揭示脾胃湿热证的本质做出了有益的探索,取得了良好的科研和临床效果。

通过对脾虚证和脾胃湿热证两个具有代表性的证候的深入研究,不仅丰富和完善了脾本质研究的内涵,更体现了中医学辨证论治的精髓,对科学研究和临床实践都有着巨大的指导意义。

（陈更新）

第三节 中医药治疗吞酸症特色

"吞酸"，又称噫醋，是内科常见症状。历代医家对"吞酸"症的病因病机论述较多，但专治吞酸的方药却并不多。劳绍贤教授等在临床对62例胃、十二指肠壶腹部疾病患者使用国产五肽胃泌素进行胃液分析和观察，发现吞酸症并不一定是胃酸过高的结果，胃酸分泌正常甚至低者同样可能会出现吞酸不适的表现。由于吞酸症可能出现在多种中医证型之中，故单纯中医证型不能一定能完全反映胃酸分泌高低的状况；中医治疗吞酸宜以调理肝、脾，使胃气和顺为治则；临床若能辨证与辨病相结合，更能提高疗效；现就吞酸症的病因病机及治疗分析如下。

一、病因病机

吞酸症虽可呈单一证候出现，但多数是综合证候群中的一个症状，为临床所常见。引起吞酸病因有多种，如《素问·至真要大论》"少阳之胜，热客于胃……呕酸善饥"、《诸病源候论》"噫醋者，由上焦停痰，脾胃有宿冷"、《丹溪心法》"吞酸者，湿热布积于肝，而出于肺胃之间"以及《医家心法·吞酸》"凡是吞酸，尽属肝木曲直作酸也，河间主热，东垣主寒"。综各家之说，吞酸之病因有寒、热、湿热、宿食、停痰等。劳教授通过长期的临床辨证分析，发现吞酸症主要因体虚、外邪、七情等多种病因致脾虚、胃热、肝郁气滞所致。病机方面，《医家心法·吞酸》"盖寒则阳气不舒，气不舒则郁而为热，热则酸矣。然亦不因寒而酸者，尽是水气郁甚，熏蒸湿土而成也。或吞酸或吐酸也，又饮食太过，胃脘填塞，脾气不运而酸者，是怫郁之郁，湿热蒸变……然总是木气所致"以及《景岳全书》"但其顺而下行，则人所不觉，逆而上出，则喉口难堪耳"均提示吞酸之发生在于"气不舒"和"脾气不运"，继而升降失职，胃气上逆而成，即肝、脾、胃之气机失调为吞酸病的主要病机。

从吞酸与胃酸分泌的关系看，吞酸症的发生并不完全与胃酸分泌过高有关，决定的因素不在于胃酸分泌的多少，胃酸分泌过高的十二指肠壶腹部溃疡、复合性溃疡患者，以及胃酸分泌正常的浅表性胃炎患者既可出现吞酸，又可以不出现吞酸。萎缩性胃炎由于胃体壁细胞的大量减少，胃酸分泌明显减退,而临床上仍有部分患者可出现吞酸。吞酸证的发生很可能与十二指肠壶腹部炎症水肿、幽门括约肌功能失调、胃排空迟缓或胃窦蠕动节律失常等多方面因素有关。萎缩性胃炎虽然胃酸少,可能因幽门括约肌功能失调,胃出现逆蠕动,或由于胃肠功能紊乱,胃中气体不能顺利下排而随嗳气将胃液反流至咽部而出现吞酸,这点与中医对吞酸的病机肝气郁结、脾气不运、胃气上逆相吻合。

二、辨证治疗

既然吞酸症与肝脾气机失调、胃失和顺而上逆有关,故调理肝脾是治疗关键;而要达到调理肝脾必须从整体进行辨证论治,审证求因,祛其兼夹,补其不足,或清或利,或消或补,肝舒脾健,则吞酸自消。临床上常用治吞酸的方剂如左金丸、越鞠丸具有理气降逆之功;前者用于肝郁化火者,后者则用于气、血、痰、火、湿、食郁结所致之吞酸。除此之外,保和丸、平胃散也能治因食滞、或湿淫于内,脾胃不和而吞酸者。虚证吞酸虽无专方所治,但香砂六君汤或在此基础上加藿香、木香的十味保和丸和黄芪建中汤、理中汤等均可运用。如此看来古人专治吞酸的方剂虽少,但通过祛其病因、调理肝脾、和降胃气而治吞酸之方剂则甚多,且这些方剂并不含大量碱性药物中和胃酸,而是祛其病因,调整气机等多种作用的综合效果。中医复方中有的药物可能具有调整胃肠功能如木香、砂仁、陈皮等,有的抑制胃酸的分泌如甘草等,有的则通过中枢神经镇吐作用如法半夏、吴茱萸等;至于复方治疗吞酸的现代药理尚有待进一步研究。

劳绍贤教授指出,辨证与辨病相结合可以对某些吞酸症的治疗取得更满意的效果。如十二指肠壶腹部溃疡、复合性溃疡胃酸偏高者,在辨证论治基础上选用具有明显制酸的碱性药如牡蛎、煅瓦楞、珍珠层粉除有重潜降逆作用外,尚能通过制酸作用加速溃疡愈合,并改善胃肠功能状态使吞酸症状消失。对于萎缩性胃炎吞酸者在使用左金丸时吴茱萸分量要遵原方之意,不宜过重,否则辛温味厚有可能会刺激已变薄的胃黏膜而使症状加重。萎缩性胃炎也可出现脘痞腹胀、吞酸、纳差、苔白厚等消化不良症状,使用山楂时也需注意分量不宜过重,否则可因药味过酸,刺激胃黏膜而出现胃脘疼痛。病情需要服山楂、木瓜、乌梅时,宜饭后而不宜空腹。以上是劳绍贤教授基于临床从胃液分析与中医辨证分型以及辨证与辨病相结合治疗吞酸症的一些体会。

（胡玲、马剑颖、李丹艳）

第四节 仲景经方在慢性胃肠疾病临证中运用的体会

《金匮要略》是治疗杂病的典范,含内科、外科、妇科等40多种疾病,根据脏腑经络的病机指导辨证,理法方药的严谨为后世对中医内、外、妇各科的发展奠定了基础,现今强调认真学习四大经典是有道理的。《伤寒论》112方中涉及胃肠症状者有30多条方剂。《金匮要略》涉及胃肠症状的有虚劳、腹胀、宿食、积聚、呕吐、脾约、哕、下利、肠痈等疾病。两书的经典方剂为后世在胃肠疾病的临证起着重要的指导作用。劳绍贤教授在胃肠病的临证中时常会用到仲景经方且取得良好疗效。

一、四逆散

出自《伤寒论》"少阴病,四逆,其人或咳,或悸,或小便不利,或腹中痛,或泄利下重者,四逆散主之。"后世医家认为此四逆为阳气内郁不外达所致。根据处方组成,后世对凡属肝郁气滞,见四肢厥逆,或肝脾不和所致脘腹胁肋诸痛者均可使用。方中柴胡、芍药、枳实、甘草包含了仲景芍药甘草汤与枳实芍药散两个方。柴胡性味苦平,入肝脾经,能透解郁热、疏肝理脾;枳实味苦性微寒,入中焦脾胃,具有行气散结之功,一升一降可使清升浊降,气机通利,枢机运转;芍药酸苦微寒,入主肝经,能养血敛阴、柔肝止痛,与枳实配伍,气血得以宣通,有益调和肝脾;芍药与甘草配伍,柔肝和脾胃,缓急止痛,使木土得和而气机流畅;四药合用共奏疏肝理脾之功。临床胃脘疼痛,或胀痛,或痞满,或痛引两胁,或大便不畅,舌淡红,苔薄白或薄黄,脉弦者均可以本方加减治疗。针对以下胃肠疾病属肝脾不和者,四逆散的运用如下。

慢性胃炎、消化性溃疡胃脘痛者,四逆散合香苏饮加味;处方:柴胡、芍药、枳壳、香附(木香)、苏梗、陈皮、延胡索、郁金、甘草。加减:郁久化热者,加黄芩,便干加蒲公英;气滞而致血瘀,可将白芍改为赤芍。胃食管反流病,四逆散合香苏饮加柿蒂;烧心者加山栀子;恶心反胃者,加小半夏汤;胸膈满闷者加瓜蒌、薤白;并见苔黄有黄痰者加瓜蒌、法夏、黄连;合并反流性咽炎者加桔梗汤;痰多桔梗汤无效者再加葶苈大枣泻肺汤;咽后壁淋巴滤泡增生者加猫爪草。肠易激综合征属肝脾不调者,四逆散合痛泻要方,加延胡索、郁金;大便有黏液者合葛根黄芩黄连汤加减;腹痛脐周有压痛者,四逆散合桂枝茯苓汤;溃疡性结肠炎轻症属肝郁兼湿热下注者,四逆散合薏苡附子败酱散加减,柴胡、枳壳、赤芍、薏苡仁、败酱草、救必应、漏芦、甘草。

二、理中汤

理中汤（党参、干姜、白术、炙甘草）主要用于慢性泄泻、肠易激综合征属于脾胃虚寒见腹痛喜温喜按、自利不渴或喜温反胃、不欲食，舌淡苔白脉沉细者。若泄泻清稀，便次频数加肉豆蔻、补骨脂、石榴皮或罂粟壳；伴腹痛者加姜黄、延胡索。

三、旋覆代赭汤

临床旋覆代赭汤（旋覆花、党参、生姜、代赭石、法半夏、大枣、甘草）主要用以治疗胃气虚弱，痰浊内阻，心中痞硬，噫气不除，反胃呕吐，吐涎沫，舌淡苔白滑，脉弦细者。可用于反流性食管炎、贲门失弛缓症（轻症），但旋覆花、代赭石二味需要纱布袋包煎，不然药汁难服；代赭石含砷、锰等有毒成分，不宜长服。

四、麻子仁丸

麻子仁丸（麻子仁、芍药、枳实、厚朴、杏仁、大黄）具有润肠泄热、行气通便之功，主要用以治疗肠胃燥热、津液不足、大便干结、小便频数者。习惯性便秘属气滞阴虚，大便干结难解者，用麻子仁软胶囊效果较好。若麻子仁软胶囊无效，可根据麻子仁丸组方之意，以四磨饮加火麻仁、干地黄、玄参等润肠导滞，效果也佳。若遇大便6~7日未解，出现腹胀如鼓、精神恍惚者，可用大承气汤攻下之，但要注意芒硝剂量不能过少，也可先以开塞露辅助治疗，让硬结之燥便软化，使通便顺畅，避免服大承气汤后腹部绞痛而硬便不下。凡大黄、首乌、芦荟、决明子类药物，因含有蒽醌类成分，不宜长服，避免结肠黑变病。

综上所述，仲景经方组方精炼严谨，药味数量不多，但针对性很强。临证时可根据病者具体的病、证、地域气候、体质素禀、饮食习惯等情况将经方进行适当加减，或数方合用，才能取得较好疗效。

（胡玲、蔡佳仲、张云展）

第五节　治胀以理气为要　除满以降逆为先

胃脘胀痛或腹满是临床常见症状，多伴随有胸膈烦闷、嗳气吞酸、胃纳不振，或大便不畅，甚至便秘等症状，属中医学"痞满"范畴。脾胃升降失常是其症状产生的主要病机。从现代消化道病理生理角度分析,症状产生的主要机制在于胃肠道动力功能障碍,常见于消化性溃疡、非溃疡性消化不良等疾病。

一、理气降逆的重要性

脾主运化、胃主受纳,脾以升为健、胃以降为和,升降有序则气机调和,其中胃气通降是脾胃升降有序的重要环节。若因外邪客胃,饮食失节,脾不运化或七情所伤,均可导致胃气壅滞不降之证。胃气不降则气滞,气滞于中则胃脘胀痛或腹满,胃纳失常;气逆于上则嗳气不舒,腑气不降则大便不调。临床对这类症状,根据四诊,辨其病因及其兼夹,以疏理气机、通降胃气为治则,选用理气类方药,如四逆散、柴胡疏肝散、木香顺气丸、香苏饮等加减。这些以理气降逆为主的方药对于胃肠动力功能障碍有明显的改善作用,部分药物如枳壳、槟榔等可以促进胃肠道蠕动功能。

二、临床体会

劳绍贤教授根据多年来临床经验与体会,认为治疗这类证候,还应在理气降逆的同时,配伍疏肝、活血、清热药物。疏肝在胀满症的治疗中较为重要。因肝胃相关,肝气郁滞,失于疏泄,最易致胃气不降,疏肝可达降胃之效。其"气有余便是火",气郁则生火,清火热也有助于降胃。再者,气滞可致血滞,血滞反阻气行。因此,活血有助降胃之功。临床研究表明,在治疗这类病证时,舒肝、清热、活血药物与通降胃气药物恰当配伍,能收到良好的临床效果。

劳绍贤教授自拟台乌消胀方治疗气滞于中所致的胃脘胀痛等病证,疗效颇佳。处方如下:台乌 15g,槟榔 20g,佛手、郁金各 12g,代赭石$^{(先煎)}$、蒲公英各 30g,甘草 5g。临床可以根据兼夹症状,随症加减。如脾虚、体倦、舌淡者加党参 15~20g;恶心欲呕者加法夏 12g,砂仁$^{(后下)}$10g;胸膈烦闷者加沉香$^{(后下)}$3g;大便秘结者,槟榔改为 25~30g;口干口苦者加知母 12g。

曾治患者张某,女,30 岁,1993 年 8 月 18 日就诊。上腹胀满已 1 年,近次发作 7 天而就诊。初诊见上腹胀痛,尤以饭后为甚,纳呆,大便干结,三日一行,舌质红,苔薄黄,脉弦。诊为气滞夹热。胃镜镜检结果为慢性浅表性胃炎。处方如下:台乌 15g,槟榔 30g,佛手 12g,郁金 12g,代赭石$^{(先煎)}$30g,蒲公英 30g,麦芽 30g,甘草 5g。服药 3 剂后,胃脘胀痛明显好转,食欲增加,大便日行质软。复诊按上方加减,续进 4 剂,胃脘胀痛症状消失,随访半年未再复发。

(马剑颖、胡玲)

第六节　健脾疏肝化瘀清热法治疗消化性溃疡

消化性溃疡病属中医"胃脘痛"范畴,千百年来中医学对胃痛病的病因、病机及其治疗用药,积累了丰富经验并形成了许多指导临床实践的理论。劳绍贤教授根据中医对本病的理论和经验,结合现代医学的认识,认为脾胃虚弱、气滞血郁与局部病灶的炎症活动是溃疡发病及缠绵难愈的重要病理机制,运用健脾、疏肝、化瘀、清热法治疗有助于增强疗效,并得到了实验药理学的初步证实。

一、脾虚、肝郁与溃疡病的发病机制

中医认为消化性溃疡病发病与肝脾胃功能失调、气血失和有关。脾主升、胃主降、肝主疏泄,疏泄有权则升降相因,气血调和。外感六淫、饮食失节、精神刺激、劳倦过度等因素均可导致脾胃功能失调、气机阻滞、升降障碍。气滞不通则痛,气滞日久则必见瘀;瘀久化热则腐肉损肌形成溃疡、脾胃受损日久而虚、造成溃疡缠绵反复不易愈合。劳绍贤教授带领的团队通过对 262 例消化性溃疡进行辨证分型,发现脾虚者为 18.7%,脾虚胃热者占 14.1%,脾虚肝郁者占 44.3%,肝胃不和者占 22.9%;其中具有脾虚证候者占 77.8%,肝气郁滞者占 67.2%,提示脾虚与肝郁为消化性溃疡病重要的病因病机。

中医有认为脾胃虚弱是消化道疾病的根本内因,现代医学认为防护因子减弱是溃疡病发病的主要因素。健脾益气药可以促进防护因子增强,加强上皮细胞的再生,调节黏膜血液循环,因此可以认为在溃疡病中脾气虚弱与黏膜屏障功能减弱有相似之处。劳教授等在脾虚证实质研究中,发现脾虚者餐后胃电波幅和胃电频谱显著低于正常人和脾胃实证、肝胃不和等患者,提示脾虚患者运动功能降低。结合唾液淀粉酶活性酸刺激试验结果分析,认为在有效负荷情况下脾虚患者交感与副交感两者的兴奋能力都较正常降低。通过用电镜观察脾虚(包括溃疡病)患者的胃黏膜,发现壁细胞的线粒体的数量减少,形态上出现肿胀、嵴断裂,膜缺损等超微结构的病理改变,主细胞酶原颗粒减少,其差别与正常人、肝胃不和者相比有明显差异。

二、溃疡病局部炎症与辨证论治的关系

消化性溃疡患者出现不同的证候,反映了患者不同机体对疾病反应的差

异,也反映了溃疡病处于不同的病理阶段。劳教授等观察了262例溃疡病在胃镜下与证型之间的联系,发现脾虚与肝郁是溃疡病者两大基本证型,有一定的先天体质倾向,在溃疡病灶处于炎症活动期,表现为脾胃不和、肝郁化火,脾虚者也亦多兼有胃热、肝郁等证;其中约占84.3%溃疡活动期患者是以肝胃不和、脾虚胃热和脾虚肝郁证,从临床观察中还看到随着炎症的消退、胃热、肝郁等兼证首先消失的现象;说明溃疡病灶处于炎症坏死活动期,应在辨证基础上加强疏肝、清热的治疗,将有利溃疡趋于稳定和早日愈合。

三、健脾疏肝化瘀清热的使用特点

中医对消化性溃疡治疗经验方法甚多,除常用的健脾、疏肝、化瘀、清热治则治法外,尚有养阴柔肝、祛痰利湿或温中散寒等;但从整体看来,前面四法最为常用。劳教授在临床研究中体会到,溃疡病处于活动期时,对于脾虚、脾虚兼胃热以及脾虚为主兼轻度肝气郁滞者在运用以健脾疏肝活血兼清热为治则的复方比健脾疏肝活血法治疗效果为好。消化性溃疡病灶处于稳定时,适当加入健脾益气药,对溃疡的愈复较为有益。总之,劳绍贤教授认为,临床处方或运用中成药,可根据溃疡病缠绵难愈的病理机制与局部炎症的存在及血供障碍关系密切的特点,从病的病理变化与证型实质的共性入手,灵活运用健脾、疏肝(理气)、化瘀、清热等法组成新的不同治则复方,可以提高中药治疗消化性溃疡的疗效。

四、健脾疏肝化瘀清热与抗溃疡药理效应

在中医学辨证论治理论下,运用各种治则复方治疗消化性溃疡病具有比较确切的疗效,但其药理作用与机制尚不清楚。为此,劳教授总结临床经验,确立了益气健脾和疏肝清热及其配伍其他治则的代表复方,用四种实验性溃疡模型进行对比实验,观察多种复方对不同机制的溃疡模型的作用强度,进而分析同病异治的药理作用基础以及作用强度与临床辨证论治的联系。实验结果如下。

(一)疏肝清热方

蒲公英、郁金、黄芩、瓦楞子、甘草,对应激法消炎痛法急性溃疡模型保护作用良好,但对乙酸法慢性溃疡模型及幽门结扎法溃疡模型作用较差,提示疏肝清热法较适合于消化性溃疡肝郁型或溃疡急性活动期的患者。

(二)益气健脾方

黄芪、党参、甘草、茯苓、白术,促进乙酸法慢性溃疡愈合作用良好,尤以益

气健脾理气化瘀清热方(本方加川芎、砂仁、蒲公英)为佳,但对应激法消炎痛法急性溃疡的保护作用较疏肝清热方为逊,提示益气健脾法较适合于溃疡活动控制后的慢性期患者。

(三)配伍使用

配伍化瘀法能增强益气健脾方,疏肝清热方对各种溃疡模型的保护作用,活血化瘀方可明显增加健脾益气方对胃黏膜的血流量,提示在辨证基础上对消化性溃疡各型患者适当配伍活血化瘀药物有助于提高疗效。

(四)药理效应

以上各种中药复方均能显著减少胃液分泌量,降低总酸排出量,但对胃液总酸度及每毫升胃液中的胃蛋白酶活性无明显影响,各种复方水煎剂能显著抑制家兔离体十二指肠的自发活动及拮抗乙酰胆碱,氯化钡引起的家兔离体回肠的强直性收缩作用以及拮抗组织胺引起的豚鼠离体回肠的强直收缩作用,并能显著抑制整体状态下小鼠胃肠运动机能,使炭末推进百分率减少。上述结果说明中药复方的抗溃疡作用,与抑制胃肠分泌与运动功能密切相关。

(胡玲、马剑颖)

第七节　清浊安中汤治疗慢性浅表性胃炎脾胃湿热证

慢性浅表性胃炎是常见病,临床往往表现为胃脘胀满或隐痛不适。从中医辨证观之,其在不同地区、不同季节和不同人群可以呈现多种证候,如肝胃不和、脾胃气虚、脾虚肝郁、脾胃湿热、气阴两虚等,然而在广东地区,脾胃湿热证最多。现将劳绍贤教授针对脾胃湿热证病因病机认识、辨证诊断标准和以清浊安中汤治疗的临床体会总结如下。

一、病因病机

脾胃湿热证的病因可分内外,亦有称之内湿和外湿。外湿主要是外感湿热之邪,广东地处岭南又临海,气候炎热、潮湿,"天暑下逼,地湿上蒸,人处气交当中,易感湿热之邪"。内湿多因饮食不节,膏粱厚味,饮酒嗜茶成癖,酿成湿热内蕴脾胃。另有因体质属湿热类型,发病易致脾胃湿热。除以上因素之外,幽门螺杆菌感染者口服"三联""四联",用药后易出现纳差、恶心、舌苔黄腻,也是脾胃湿热证产生的原因之一。脾胃湿热易导致脾胃运化失职,升降失常,中焦气机受阻。因湿邪黏腻留滞难除,热恋湿留,蕴久生毒生瘀,毒瘀互结,病变由生,也是脾胃湿热证的特征。

二、慢性浅表性胃炎脾胃湿热证诊断标准的建立

为在临床当中规范脾胃湿热证的诊断,劳绍贤教授带领的团队采用病证结合,并利用现在流行病学和统计学方法,初步建立慢性浅表性胃炎脾胃湿热证的诊断标准和简化标准。有关的方法、研究结果已于2004年发表于广州中医药大学学报。所初步建立的脾胃湿热证诊断标准如下:主症:①舌苔黄腻;②胃脘痞满,或胀或痛;③大便溏;④纳呆。次症:①口苦而黏;②胸闷;③口渴不饮;④肢体困重;⑤恶心。具备主症①,同时具备其余主症2个;或具备主症①,同时具备其余主症1个,次症2个;或具备主症①,同时具备次症3个即可诊断。根据判别函数还统计出舌苔黄腻、胃脘痞满或痛2个症状体征的权重系数明显高于其他症状和体征,而建议将这2个症状体征作为慢性浅表性胃炎脾胃湿热证的简化诊断标准:同时具备①舌苔黄腻、②胃脘痞满或痛即可诊断为慢性浅表性胃炎脾胃湿热证。

三、脾胃湿热证基本治法和常用药物

基本治法:祛湿清热,理脾和胃。叶天士提出"热自湿中而生,当以湿为本治""热从湿中而起,湿不去则热不除"。故治疗脾胃湿热证先着眼于祛湿,湿开则热透,不宜过投寒凉以闭其湿。脾胃为气机升降之枢纽,故调理脾胃使气机通达,气化则湿才易化。祛湿清热中药很多,常用于脾胃湿热证者:芳香化湿有藿香、石菖蒲、佩兰、豆蔻;苦温燥湿有草果、厚朴、法夏、苍术;甘淡渗湿有茯苓、猪苓、薏仁、泽泻;清热利湿有滑石、地肤子、漏芦、茵陈;清热燥湿有黄连、黄芩、黄柏;湿热伤阴,有清热养阴而不避湿者,如芦根、石斛。

四、清浊安中汤治疗慢性胃炎脾胃湿热证的临床观察

劳教授自拟清浊安中汤,临床常能收到满意效果。处方如下:藿香、川朴、法夏、茯苓、黄芩、蒲公英、郁金、柿蒂。在广州中医药大学脾胃研究所陈蔚文教授主持的"十一五"国家科技支撑计划课题中,以该方制成颗粒剂治疗慢性胃炎脾胃湿热证患者91例,疗程8周,追踪随访4周,中医证候痊愈率9.3%,显效25.58%,有效率50%,无效15.12%,总有效率85%。胃镜下观察痊愈5%,显效31.25%,有效率20%,无效43.75%,总有效率56.25%。随访4周胃痛及

胃胀复发率分别为 9.8% 和 15.39%。临床上根据患者病情变化将清浊安中汤作适当加减，疗效会有所提高。舌苔厚腻者去藿香加石菖蒲、豆蔻或佩兰；上腹胀满加枳壳、大腹皮；嗳气反酸者加木香、苏梗、陈皮、柿蒂；胃脘疼痛较重者加延胡索、救必应、七叶莲；便秘者去茯苓，加地榆、木香、槟榔；大便不畅者加台乌；烧心者加山栀子。根据胃黏膜病变特点择优用药。胃黏膜充血水肿，幽门前区皱襞形成，应加入活血化瘀药，如田七、丹参之类；胃黏膜病理提示重度肠化，异型增生者可选用白花蛇舌草、半枝莲、肿节风、莪术、姜黄等清热解毒、活血散结中药。若胃炎合并糜烂亦可适当配合制酸西药，有助于糜烂改善。单纯性浅表性胃炎虽有反酸症状可不用制酸药，应加强和胃降逆之品如陈皮、法夏、生姜或加胃动力药吗叮啉、莫沙必利，也有一定帮助。

脾胃湿热是广东地区消化系统疾病中最常见的证候，舌苔黄腻是脾胃湿热证诊断中最重要的指标。"有一份腻苔就有一份内湿存"，故劳绍贤教授认为，祛湿清热、理脾和胃的中药复方结合胃黏膜病变特点，病证结合、中西合参、优势互补是提高临床疗效的重要思路和方法。

（胡玲、周正、蔡佳仲）

第八节　痛泻要方治疗肠易激综合征（IBS）

肠易激综合征（IBS）是临床上常见肠功能紊乱性疾患，本病缠绵日久、反复发作，是临床上比较棘手的病种。劳绍贤教授临证本着审症求因，治病求本，标本兼顾的原则进行治疗，中医药对本病的治疗效果良好。

一、IBS 腹痛、排便特点

中医认为 IBS 属于腹痛、腹泻、便秘范畴。病因与情志、饮食、气候、体质有关，病位主要在肝、脾二脏，久病或年老者可涉及肾脏。IBS 以腹痛为主，疼痛程度、性质不一，多为结肠痉挛所致，下腹特别是左下腹多见，右下腹或脐周痛者较少。排便后可以缓解，很少睡眠中发作。多因精神处于紧张状态，或抑郁不舒时发病，此为肝气郁结，不得疏泄，肝脾不调，升降失常，不通则痛的缘故。若气机郁滞日久而血脉阻滞，则可扪及肠型包块，压之有痛感，少数患者脐旁压痛，痛有定处。除腹痛之外常伴有排便的改变，多因肝脾不调、气滞不行而便秘，气郁化火伤阴致大便干结，排便艰难，多为 2~3 天 1 次；气滞不畅亦可出现腹胀，大便不爽，时有便意。肝乘脾则脾不健，水湿不运，可为溏泄，兼夹湿热外邪或内湿蕴聚生热,可排黏液便。素体脾虚者,大便溏泄,次数有时多至每天5~6次。日久伤肾,脾肾阳虚则大便清稀,但完谷不化者并不多见。

二、关于IBS治疗探讨

国内杂志与专著中有关肠易激综合征的中医治疗,常分肝郁脾虚、湿热蕴结、寒热夹杂、脾胃虚弱、脾肾阳虚、肠道津亏等证型辨证治疗。使用方剂有四逆散、柴胡疏肝散、痛泻要方、葛根芩连汤、乌梅丸、参苓白术散、连理汤、四神丸、一贯煎等。劳绍贤教授认为,本病以肝脾不调、气机阻滞为主要病机。经久不愈或素体脾虚者可兼有脾虚证,长夏季节常兼湿热证,临证应以疏肝理脾、调理气机为主要治则。在此基础上,随证选用理气止痛、活血化瘀、健脾益气、清热化湿、养阴润燥等药物。诸方之中选用痛泻要方加减化裁最为理想。痛泻要方由白术、白芍、陈皮、防风4味药物组成,各类方书认为本方是泻肝补脾,或补脾柔肝之剂。因方中白术为君药,常认为只有脾虚肝郁者才能适用。但不知白术性味苦甘温,为健脾、燥湿、运脾之品,以不同剂量、不同配伍用于不同证候可有不同的效果。劳绍贤教授的经验是属脾运不健、大便溏泄者可用白术15~18g,若脾气虚弱大便数天一次而不干结者,每剂用白术30g,温运脾阳以通便。有实验表明白术对兔离体小肠有兴奋作用,也有报道白术油有缓和胃肠蠕动作用,从临床中确有体会到白术的双向作用与用量的大小有密切关系。

IBS以腹痛为主要症状,方中白芍有缓急止痛之效,重用白芍15~20g,配伍甘草成芍药甘草汤,为治疗腹痛的经典方剂。劳绍贤教授临证处方时常以赤芍代之,其效更好。因赤芍含芍药苷比白芍高,其解痉止痛之效强于白芍。但赤芍、白芍均为酸寒之品,过量易出现腹泻,故痛泻要方治疗肝郁脾虚腹痛大便溏泄者,白芍量不宜过大,应小于白术的剂量。方中防风可散肝、舒脾、胜湿,陈皮能理气、醒脾、燥湿,防风对肠蠕动有兴奋作用,而陈皮呈抑制作用,但两者合用却对肠平滑肌起抑制作用,有理气止痛之效。临证时为了较快达到缓解腹痛的效果,还需加延胡索、乌药、姜黄等理气之药。若痛有定处,加桃仁、牡丹皮、猫爪草活血散结之品。若两胁脘腹窜痛,或精神压抑,应加柴胡、郁金、合欢皮之类加强疏肝解郁之功。若兼夹湿热,排黏液便,里急后重者,合香连丸治之。亦可用火炭母清利湿热。泄泻而舌苔白腻湿重者,合平胃散治之。若脾虚溏泄,神疲乏力者,可加党参、黄精健脾益气。久泻不止者应加诃子、石榴皮类以收涩固泻。大便秘结干燥难解者,可选用枳实、厚朴、槟榔、玄参、知母、阿胶等破气通便和养阴润燥之品。肠易激综合征虽表现多种证候，但掌握其主要病机为肝郁乘脾，用痛泻要方随证加减就能得心应手。

因 IBS 多受情志与精神紧张的影响，在治疗同时须配合心理治疗，使患者对本病有正确的认识，解除顾虑，调整生活节律，调动主观能动作用，往往取得事半功倍的效果。

（胡玲、马剑颖）

第九节　石菖蒲应用经验

一、石菖蒲药性及功效主治

石菖蒲为天南星科多年生草本植物石菖蒲的干燥根茎，始载于《神农本草经》并列为上品，其谓"气味辛温无毒，主风寒湿痹，咳逆上气，开心窍，补五脏，通九窍，明耳目，出音声；主耳聋痈疮，温肠胃，止小便利，久服轻身，不忘，不迷惑，延年，益心智"。其味辛性温，具芳香之气，行散之力强，为宣气通窍之佳品，既能芳香化湿、醒脾健胃，又可化浊祛痰、开窍宁神。石菖蒲善治痰化湿又长于理气开窍，为涤痰开窍之要药，历代医家多喜用，临床广泛用于失眠、耳鸣、失聪、癫痫、痰厥、热病神昏、健忘、老年痴呆等疑难病。

二、劳绍贤临证配伍运用石菖蒲治疗临床诸症

劳绍贤教授临床擅用石菖蒲配伍治疗各类疾病，且虚实皆用并能常获良效。劳教授认为本品具芳香之气，行散之力强，能醒脾化湿健胃又化浊祛痰、开窍宁神而用治痰蒙清窍致清阳不升之头痛、痴呆或耳聋失聪及湿浊阻滞胃肠的脘腹疼痛之症。劳教授基于《神农本草经》谓石菖蒲"补五脏、通九窍"之说并在"有一分腻苔便有一分湿存"观点的影响下，合理将石菖蒲用治五脏所生之病。

1. **用治湿困脾胃**　石菖蒲用在脾胃乃取其性味辛温能散寒除湿且助脾阳而启运化，加之其气味芳香尚可化湿浊，故临床不论舌苔白腻或黄腻之寒湿困脾或脾胃湿热患者，也无论以何方化裁，石菖蒲均必不可少，常配合川朴、法夏、白蔻等使用，效果显著。经长期的临床实践已形成劳教授治疗脾胃湿热证的经典自拟方（清浊安中汤）：石菖蒲、川朴、法夏、苏梗、郁金各15g，茯苓、木香各10g 等，治疗消化性溃疡、慢性胃炎的脾胃湿热证等颇有良效（有效率达

93.5%);针对脾胃寒湿者,则石菖蒲与高良姜、荜澄茄等配伍,增加散寒除湿、温中止痛之效。

2. 用治心系病症 石菖蒲用之在心可安神定志,既治心血或心阳不足之惊悸怔忡、失眠不寐,又可疗痰气闭阻的胸痹心痛或神志昏乱,乃取其入心、补心又能开心窍之功;临证可在归脾汤、苓桂术甘汤、温胆汤及瓜蒌薤白桂枝汤基础上加本品治疗以上病证。

3. 用治肺系病症 石菖蒲可开肺宽胸,取其既能入气分又入血分,既可走肺经又走心经,乃善治胸闷、胸痛,如肺气郁滞、痰浊内阻,常与白芥子、苏子等同用,可增强止痛祛痰作用;若心气失和、血行不畅者,则与失笑散、丹参等配伍,能加强止痛活血功用。同时,石菖蒲具有宣肺开音之效,可治疗咳嗽、声音嘶哑、胸痹疼痛等,尤寒痰与湿痰阻肺、气道不利者疗效更佳,劳教授喜用麻黄、法半夏、生姜等品配伍。

4. 用治肝系病症 取石菖蒲既行气止痛又理脾和胃之功,配合沉香、香附、柴胡疏肝散或四逆散可使其疏肝行气止痛之力更为显著。劳教授临证治疗肝气郁结之抑郁症或焦虑症,常以开窍醒脑、定志宁神之石菖蒲为主药,辅用柴胡、丹参、郁金等以疏肝解郁、宁心安神,每有良效。

5. 用治肾系病症 由于菖蒲尚能温肾助阳、上通于脑,故凡肾气不足、下焦阳虚致脑海空虚见头晕目眩、耳鸣健忘者皆可辨证配合用之,尤以兼湿浊为患者疗效更为卓著。劳教授治疗虚证或实证之耳鸣、耳聋,喜用本品与远志配伍,则益肾健脑聪智、开窍启闭宁神之力更强,并配川芎、丹参则增强通耳窍、祛瘀血作用。此又取《名医别录》"石菖蒲主耳聋,聪耳目,益心智"之意。

劳教授认为"用药之道贵在精而不在多,在于把握药性而一药能治多病",紧扣本品可"补五脏、通九窍",辨证施治五脏所生之病。临证时更喜用石菖蒲之"醒脾健胃、祛湿化痰"功效,常在辨证基础上酌加本品以治湿浊为患的寒湿困脾或脾胃湿热之证以及肝脾失调、痰蒙清窍所致之诸多疾病,尤对兼湿浊为患之眩晕、头痛、失眠诸症以及舌苔厚腻之脾胃湿热证疗效更为显著。此外,劳教授对石菖蒲的使用尤擅以药对形式辨治并可获相得益彰之效。如取石菖蒲配远志能开窍宁神、化痰解郁、强脑益智,配郁金可化瘀豁痰开窍并解郁醒神,用治失眠、眩晕、耳鸣等疑难疾病;而配黄连则可加强清心泻火、芳化湿浊、和中止痛之力而用治湿热或脾胃伏火之口臭、口疮。

（林传权、胡玲、蔡佳仲）

第十节 劳绍贤学习邓铁涛补中益气汤运用经验心得

劳绍贤教授刚走出校门投身杏林之际,获良机拜邓铁涛教授为师。在劳教授随邓老侍诊的三年之中,深感邓老学识之渊博、中医学术造诣之高强,尤对李东垣学习思想研究之精深,邓老将李东垣的学术思想归纳为"内因脾胃为主论、升发脾阳说、相火为元气之贼说和内伤发热辨"四个主要论点;邓老得东垣学术之精髓,将其学术观点融会贯通,灵活运用于临床,并在临证中发挥尽致,无论在消化系统疾病,还是在心血管、泌尿、生殖、内分泌、神经-肌肉、胶原性疾病等其他系统疾病,常以"内伤脾胃"探索其病之根源,形成了邓老自己独特的临证思路和遣方用药风格。

劳绍贤教授跟随邓老侍诊三年的时间虽短,未能获得邓老更多的宝贵经验,但所蒙赐的教诲却已对他五十余年来从事脾胃学说研究的工作影响甚深,仅就升发脾阳、补中益气汤之临床运用就获益匪浅,按照老师的经验每每验之而常获奇效;邓老运用补中益气汤加减甚多,归纳起来有以下四方面的重要特点。

1. 对久病及素体脾虚中阳下陷者首选补中益气汤,临证中有时不强求病者舌质淡胖、齿印之征,而可根据其病史或具有特征性的症状、体征为重要依据,如重症肌无力,子宫、胃等内脏下垂等。

2. 补中升阳是补中益气汤之组方原则,是在补益脾气的基础上升发脾阳,方中黄芪、党参、白术、甘草为补中益气之药物,既为本方之基础,也是升阳之基础,其中特别重用黄芪为邓老使用补中益气汤之特点;黄芪用量已超出东垣所有方剂使用之用量,除临床经验之外,可能与邓老特别欣赏王清任善用黄芪之缘故吧!

邓老还常以五爪龙与黄芪合用增加黄芪补气之力以治顽疾,此乃邓老在大补元气一法上的发挥;五爪龙有"南芪"之美称,其性味甘温,甘而不腻,温而不燥,邓老常以五爪龙代黄芪用于阴虚气弱之证。

3. 补中益气汤方中当归一味,邓老认为"当归质润辛温入血以配参芪,气为血帅,血为气母,补气为主配以血药,当归质润以配白术之燥,使补阳不致有所偏。"然广东地区华南,气候偏胜,用药不宜过于温燥,故邓老对补中益气汤中当归的用法变化较多,其用量多偏轻,剂量多不过 10g,少至 3g 亦有之,或用当归尾,当归头、当归身、当归炭视病情需要而定,或避免当归之温,结合病情,选用鸡血藤、或首乌、或乌豆衣、或阿胶之类化之，不失补中益气汤组方之原义。由此可窥见邓老用方用药之精湛。

4. 邓老在辨证基础上结合疾病选用一些对症药物配伍，以提高疗效。劳教授从医以来常用邓老的经验，屡试之而获效。尤其是对于胃下垂的患者，在湿热或郁热不明显的情况下，给予补中益气汤加五爪龙、枳实治疗，其效果甚为明显。女子更年期子宫功能性出血，补中益气加血余炭、阿胶止血之效果甚快。脾虚久泄者用补中益气加番石榴叶，其效甚佳。除此之外，临床之中，最重要的是要做到像邓老一样，能从复杂的病情之中抓住"脾虚下陷""阴火相乘"之病机，准确地运用补中益气汤并合理选用甘寒、或苦寒、或燥湿、或收摄之药配伍达到标本兼治。现举一例劳教授运用邓老经验而印象最为深刻的病例以供同道参考。

黄某，男，35岁，就诊前因上消化道出血在我校第一附属医院急诊室留观，治疗1周后大便潜血转阴，出院门诊治疗。就诊时患者主诉3周来遗精频作，近3日连续遗精，胃脘部时有隐隐作痛，纳呆，便溏色黄，患者唇色淡白、面色萎黄，神疲乏力，短气懒言，精神恍惚，舌淡苔微黄，脉弦细。化验结果血色素80g/L，谷丙转氨酶升高。急诊室诊断为十二指肠壶腹部溃疡并出血；乙型肝炎。中医辨证为：脾气下陷，相火相乘，肾精不固。治法：补中升阳，固肾涩精。处方如下：黄芪30g，党参20g，白术12g，鸡血藤30g，陈皮5g，升麻12g，柴胡12g，黄柏12g，莲须30g，龙骨30g^(先煎)，牡蛎30g^(先煎)，甘草5克；服药后，遗精止，数月未发，经健脾养肝清热善后，胃病、肝病均痊。

（胡玲、马剑颖）

第十一节　脾胃与体质的关系

脾具有运化、升清、统血等功能。胃具有受纳、腐熟水谷的功能。脾胃被合称为"后天之本"，劳绍贤教授认为其在体质的形成、发展过程中起着重要作用。

一、脾胃是体质形成的基础

体质形成的两个决定因素："先天遗传"和"后天获得"。"先天遗传"我们大多认为是"肾"的作用，而"后天获得"包括天、地、人多种元素，劳教授认为就五脏而言，"脾胃"功能最为重要。

（一）脾胃是气血津液形成的基础，气血津液决定体质的类型

父母之精构成了先天之精，形成了体质雏形，但体质的最终形成，还需要后天之精的不断供养补充，才能逐渐发展为健壮体质。这里所说的"后天之精"包含了气血津液。气血津液与体质具有密不可分的关系，是决定体质类型的关键，是形成不同体质特点的内在因素。气血津液的形成，都需要借助于脾胃。除了元气源于肾气外，其他之气皆来源于脾胃化生的水谷精气。而血、津、液的形成，都是以水谷精微作为基础。体质的形成有赖后天脾胃的滋养。劳绍贤教授从多年临床中发现，脾胃强，则体质强健；脾胃弱，则体质虚弱。因此，劳教授在临床中常以人参、龙眼肉、枸杞子等药补气血、健脾胃以增强体质。

（二）脾胃是气血津液输布的枢纽，影响体质的类型

气血津液的输布正常与否，会影响体质的类型。从《素问·经脉别论》中津液代谢的描述可以看出，气血津液的正常输布，离不开脾胃、肺等功能，而脾胃是其重要的枢纽。如果脾胃功能失常，导致气血津液不能正常输布，就会出现血瘀、气郁等情况。气血凝滞不行，日久成瘀，形成血瘀体质；气不能正常运行全身经络，郁滞不行，形成气郁体质。

（三）脾胃是五脏的根本，影响体质的形成

脾胃是五脏的根本，在于脾胃"后天之本"的作用，脾胃能滋润灌溉其他脏腑。脾与胃相表里，脾胃所吸收、输布的后天水谷精微是其他脏腑功能活动的基础，因此，脾胃受损可影响脏腑组织失去正常营养而致功能障碍。脾为气血生化之源，脾统血，心主血，脾胃运化输布功能正常，化生血液的功能旺盛，血液充盈，则心有所主，体质健壮。脾胃与肺为土金相生的母子关系，脾失健运，土不生金，肺气也受影响，津液代谢异常，水液停滞，聚而生痰、湿、饮，而形成湿热体质、痰湿体质等。肝主藏血，主疏泄，脾统血，主升清。若脾胃运化、升清功能受损，气血凝滞、痰湿内生，影响肝疏泄功能，出现"肝脾不和"，导致精神抑郁、胸胁胀满，从而出现气郁体质。脾与肾是后天与先天的关系，其相互资助，相互促进。肾中精气有赖于水谷精微的培育和补养才能不断充盈和成熟，若先天不足，后天脾胃又不能很好地补养，则容易形成特禀体质。而劳教授认为，由于脾胃对体质形成的重要作用，所以调理脾胃，使得脾胃健壮，对于各种体质的调理都有重要作用。

二、脾胃影响体质的变化发展

劳教授认为，先天禀赋是体质的基础，但由于后天各种因素的影响，也会

使体质发生变化。其中,影响因素里面脾胃的作用很重要。

(一)脾胃在小儿阶段的重要性

小儿体质"稚嫩"。在小儿阶段,五脏六腑是娇嫩脆弱的,其中脾胃更是如此。小儿"脾常不足",如果不加注意,反而损伤脾胃,就会影响其他脏腑的发育及功能,从而产生各种偏颇体质,甚至形成各种疾病。儿科疾病往往由于脾胃受损引起。劳教授认为,"护卫小儿脾胃"是防治儿科疾病及保证小儿健康成长的关键。在儿科疾病的调治中,他常根据邓老推崇的"健脾、平肝、保心"治则拟方用药。

(二)脾胃对于天癸的重要作用

天癸,是肾中精气充盈到一定程度时的产物,具有促进性器官发育而至成熟以及维持生殖功能的作用。而肾中精气的充盈,除了依靠先天肾精的基础,在以后的生长发育过程中,还主要是需要"后天之本"所化生的水谷精微,转化为肾精,这样才能保证天癸的源源不断,使得人体正常发育成熟,繁殖后代。脾胃化生的水谷精微,是天癸后天补充的主要源泉,而天癸的盛衰也会影响人的发育成熟,从而影响体质。例如,天癸不足,人体发育迟缓或停滞,就容易出现特禀体质。劳教授认为妇科疾病,离不开冲、任、肝、肾,然而多与脾胃运化失健有关,脾胃失健,累及他脏,影响气血从而得病,故治疗妇科病需调冲任补肝肾,同时兼以调理脾胃。

(三)老年阶段脾胃衰弱,从而五脏衰败

老年阶段,脾胃功能逐渐虚弱,水谷精微生化不足,不能形成充足的气血从而出现气血亏虚之象。劳教授认为年老时首先容易出现"阳明脉衰",脾胃功能减弱,水谷精微生成逐渐减少,不能及时补充肾精从而天癸减少乃至竭,气血生化乏涸,其他脏腑得不到滋润从而相继出现脏腑衰竭之象。而脾胃虚弱,水谷不化,水湿停滞则为痰湿;脾虚气弱推动无力,气血运行不畅则成气滞、血瘀。痰湿、血瘀与气血亏虚相互作用从而出现老年人的多种疾病,如冠心病、脑中风、高血压、糖尿病等等。

三、脾胃湿热证与体质的关系

劳教授反复强调,脾胃影响着体质的形成、发展变化,而体质也决定着人体脾胃功能的盛衰,两者应该是相辅相成的关系。劳教授在对脾胃湿热证的长期研究中,就印证了这一观点。

（一）体质因素是脾胃湿热证的关键内因

脾胃湿热证是因外感湿热之邪诱发以脏腑功能失调为主的一类病证，外部湿热邪气只是一种诱因，其主要的发病机制应以脾胃功能失调为主。"内伤脾胃，百病由生"。脾胃湿热证出现的基础，更多是因为脾胃虚弱的体质。岭南地区气候炎热，潮湿多雨，岭南之人喜吃海鲜渔产食品，体质多以湿热、痰湿或兼杂体质为主。因此，劳教授认为，在岭南地区，致病病因离不开"湿热"两个字。他临证中也发现，临床上 80% 以上患者表现为舌红、舌苔黄厚腻的湿热之象。

（二）调理体质从而调治脾胃湿热证

体质的特殊性会影响证候的变化，从而影响疾病发展和预后。劳教授等认为幽门螺杆菌的易感体质为气虚质、气虚合并痰湿质、气虚合并湿热质；脾胃湿热证是 Hp 相关胃病发生过程中邪气最盛及邪正交争最剧烈的阶段。他认为这正是湿邪外因与内虚体质（气虚质）或内实体质（湿热质、痰湿质）相互作用的结果。因此，他治疗脾胃湿热证注重"健脾"与"祛湿"，处方中常用"石菖蒲、白蔻仁、川朴、法半夏"四药运脾化湿，仙鹤草配五爪龙健脾益气。日常劳教授还会用劳氏麦芽汤治疗食滞，五爪龙煲排骨益气健脾，做到食疗相补，固护脾胃功能，改善体质从而预防疾病。

综上所述，脾胃与体质有密切关系，脾胃影响体质的形成、发展和变化；体质也决定着证候的发生、发展和转归从而影响脾胃疾病的发生和变化。劳教授在临床中十分注重调理脾胃在改善体质、调治疾病中的作用，认为调理脾胃可以改善不良体质；只有脾胃健运，才能充分吸收营养，这对于养生保健和疾病治疗方面都具有重要的指导意义。

（陈瑞芳）

第十二节　劳绍贤岭南药运用经验

一、清热利湿止痛类

1. **救必应**　别名龙胆子、冬青子、碎骨木、过山风、白皮冬青、大叶冬青，味苦、性寒，归脾、肾经；具有泻火解毒、清热祛湿、凉血止血、行气止痛之功，临床用于治疗外感风热所致之发热，热毒壅结之咽喉肿痛如瘰疬发热、感冒发热、乳蛾，肝胆湿热蕴结之阳黄（急性黄疸型肝炎）、腹泻、痢疾以及风湿热痹肿痛、跌打肿痛和脘腹胀痛、咯血、便血、尿血等；外用治烧烫伤。临床用量一般为 9~30g,水煎服;外用适量,煎水或研末调敷患处;本品性较苦寒,属凉性可治属热证胃痛的药之一,气血虚弱者慎用。药理研究提示本品具有一定的止血、收缩平滑肌和抗菌作用。

2. **三叉苦** 别名三丫苦、三桠苦、三叉虎、三枝枪、密茱萸、三孖苦,味苦、性寒,归肝、肺、胃经;具有清热解毒、行气止痛、燥湿止痒之功,临床用于热病高热不退、咽喉肿痛、胃脘痛、热毒疮肿、风湿痹痛、湿火骨痛、跌打肿痛,外用治皮肤湿热疮疹、瘙痒、痔疮;常用量:15~30g,水煎服;外用适量,捣敷或煎水洗;属凉性可治属热证胃痛的药之一,为“三九胃泰”之主药。药理研究提示本品具有一定的抑菌作用。

二、清热利湿止泻类

1. **火炭母** 别名火炭毛、乌炭子、乌白饭草、火炭星、乌饭藤,味酸甘、性寒,归肝、脾经;具有清热利湿、清肺利咽、凉血解毒之功。临床用于治疗湿热泄泻、痢疾、黄疸、咽喉肿痛、肺热咳嗽,外洗可治湿热疮疹;临床用量一般为15~30g(鲜用加倍),水煎服。药理研究提示本品具有一定的抑菌、抑制子宫、收缩回肠和抑制中枢神经的作用,常用于急性肠炎、溃疡性结肠炎。

2. **布渣叶** 别名破布叶、火布麻、崩补叶、山茶叶、烂布渣,味甘淡、性微寒,归脾、胃、肝经;具有清热消滞、利湿退黄之功;临床用于治疗感冒、湿热食滞之脘腹胀痛、食少泄泻、湿热黄疸;临床用量一般为 15~30g,水煎服。

3. **木棉花** 别名攀枝花、红茉莉、红棉花、英雄树花,味甘淡、性微寒,归胃、大肠经;具有清热利湿之功;临床用于治疗大肠湿热所致的泄泻、下痢、腹痛;临床用量一般为 15~30g,水煎服。

4. **鸡蛋花** 别名蛋黄花、雷捶花、大季花、缅栀子,味甘淡、性凉,归胃、肠经;具有清热利湿、润肺解毒之功,临床用于治疗湿热下痢、里急后重、肺热咳嗽;临床用量一般为 5~15g,水煎服。民间的“五花茶”以本品与木棉、银花、槐花、葛花同用治大肠湿热甚效。

5. **鸡屎藤** 别名皆治藤、牛皮冻,味甘、性微寒;具有清热祛湿、消滞止痛,可作用于食滞不消,脾胃湿热以致泄泻、痢疾、食欲不振、脘腹胀痛等症。多与布渣叶、火炭母同用,在肠易激综合征、腹痛、腹泻等常用。

6. **凤尾草** 别名小凤尾草、小凤尾、细叶凤尾草、凤尾笔、井底笔、铁脚鸡、凤尾蕨,味淡微苦、性寒;具有清热利湿、凉血止血、消肿解毒之功,临床用于治疗黄疸、泄泻、淋浊、带下和菌痢、吐血、衄血、便血、尿血以及咽喉肿痛、疮腮、臃肿疮毒、湿疹;临床用量一般为15~30g,水煎服;外用适量,煎水或捣敷。邓铁涛教授常用于急性肠炎、泄泻,泌尿系感染。

7. **白背叶根** 别名白沫根、白朴根、野桐根,性味微涩苦、性平;具有清热利湿、收涩固脱、消瘀之功,临床于治疗肠炎、淋浊、肝炎、耳内流脓和脱肛、子宫下垂以及肝大、肝炎;临床用量一般为15~30g(鲜品30g),水煎服;外用适量,捣涂。

三、健脾强筋类

1. **五指毛桃** 别名五爪龙、五指榕、五指香、土北芪、五指牛奶、土五加皮,味甘、性微温,归肺、脾、胃、大肠、肝经;具有益气健脾、祛痰化湿、舒筋活络之功;临床用于治疗肺虚痰喘、脾胃气虚、肢倦无力、食少腹胀、水肿、带下、风湿痹痛、腰腿痛;临床用量一般为15~30g,水煎服。药理研究提示本品具有镇咳和抑菌作用。

2. **牛大力** 别名大力牛、扒山虎、血藤、金钟根、倒吊金钟、甜牛大力,味甘、性平,归肺、脾、肾经;具有补虚润肺、强筋活络的作用,临床用于治疗病后虚弱、阴虚咳嗽、腰肌劳损、风湿痹痛、遗精、白带、也常用于高脂血症、前列腺肥大等病症;临床用量一般为15~30g,水煎服。药理研究提示本品具有一定的镇咳作用。

3. **千斤拔** 别名土黄鸡、金鸡落地、透地龙、老鼠尾、千里马,味甘微涩、性平,归脾、胃、肝、肾经;具有补脾胃、益肝肾、强腰膝、舒筋络之功,临床用于治疗脾胃虚弱、气虚脚肿、肾虚腰痛、手足酸软、风湿骨痛、跌打损伤;本品具有平补之效,补而不燥,常与鸡血藤合用治疗气血不足症。临床用量一般为15~30g,水煎服。

四、消积化滞类

1. **独脚金** 别名独脚疳、独脚柑、细独脚马骝、地丁草、疳积草,味甘、性平,归肝、脾、胃经;具有健脾、平肝消积、清热利尿之功,临床用于治疗小儿伤食、疳积、小便不利;临床用量一般为9~15g,水煎服。

2. **铁包金** 别名小叶铁包金、乌口仔、狗脚刺、提云草、小桃花、老鼠耳,味甘淡涩、性平,归肺、胃、肝经;具有理肺止咳、祛瘀止痛、疏肝退黄、健胃消积之功;临床用于劳伤咯血、跌打瘀痛、风湿痹痛、偏正头痛、胸胁疼痛和小儿疳积;临床用量一般为15~30g,水煎服。

五、利咽消肿类

1. **九节茶** 别名接骨金粟兰、九节风、九节花、竹节茶、接骨莲、肿节风，味苦辛、性平，归肺、肝、大肠经；具有清热解毒、凉血消斑、祛风除湿、通络止痛之功，临床用于治疗感冒高热、疮疡脓肿、血热紫斑紫癜、烧伤、风湿痹痛及跌打损伤；近代多常用于肝、胰、食管、胃、大肠癌肿。临床一般常用量为9~30g，水煎服。药理研究提示本品具有抑菌、抗肿瘤、增强机体抗病能力及镇咳、祛痰作用；针对消化系统而言，本品能促进胃黏膜保护层的修复，并使胃液分泌量增加，促进食欲。

2. **广东土牛膝** 别名多须公、土牛膝、斑骨相思、六月霜、白须公、六月雪，性味苦甘、寒，归肺、肝经；具有清热解毒、凉血利咽之功，临床用于治疗白喉、咽喉肿痛、感冒高热、麻疹热毒、肺热咳嗽、外伤肿痛及毒蛇咬伤；临床用量一般为15~30g，水煎服，外用适量；孕妇忌用。药理研究提示本品具有一定的抑白喉杆菌、金色葡萄球菌以及中和毒素、抗炎的作用。

3. **岗梅根** 别名苦梅、山梅、点秤星、梅叶冬青、土甘草，味苦微甘、性凉，归肺、胃、脾经；具有清热解毒、生津止渴、利咽消肿、散瘀止痛之功，临床用于治疗感冒发热、肺热咳嗽、热病津伤口渴、咽喉肿痛、跌打瘀痛；临床用量一般为15~30g，水煎服；治跌打损伤可内服并外敷。药理研究提示本品具有一定的抑菌、对心脏冠脉流量有增强和对心肌缺血有保护作用。

4. **龙脷叶** 别名龙舌草、龙利叶、龙味叶、龙疢叶，味甘淡、性平，归肺、胃经，具有润肺止咳之功，临床用于治疗肺燥咳嗽、咽痛失音；临床用量一般为15~30g，水煎服。药理研究提示本品具有一定的抑菌作用。

5. **东风桔** 别名酒饼簕、狗骨簕、半天钓、假花椒、猪钓簕公，味辛苦、性微气香，归肺、脾、胃经；具有祛风解表、化痰止咳、理气止痛之功，临床用治感冒头痛、痰湿气滞、脘腹胀痛、咳嗽、风湿痹痛、疟疾等；临床用量一般为15~30g，水煎服。

六、温经通络类

1. **汉桃叶** 别名鹅掌柴、野木瓜、七叶莲，味微苦涩、性温，归肝、脾、胃经；具有祛风止痛、舒筋活络之功，本品为止痛要药，用于多种疼痛。临床用于治疗风湿痹痛、脘腹胀痛、跌打骨折、外伤出血，术后及癌症疼痛均可用之；临床用量一般为15~30g，水煎服。

2. **入地金牛** 别名两边针、两面针、山椒、花椒刺、金椒,性味辛苦、温,有小毒;具有祛风、通络、消肿、止痛之功,临床用于治疗风湿骨痛、喉痹、瘰疬、胃痛、牙痛、跌打损伤、烫伤等,可用于表面麻醉、局部麻醉,治病毒性无黄疸型肝炎及急性扁桃腺炎等;临床用量一般为 6~12g,水煎服;外用适量,煎水洗,或捣敷或酒磨涂或研末撒。

3. **半枫荷** 别名翻白叶树,味甘、性微温;具有祛风湿、强筋骨、活血通络之效,常用于风寒湿痹,风湿性关节炎,腰肌劳损,跌打损伤,瘀积疼痛。

七、清热解毒利胆类

1. **虎杖** 别名大叶蛇总管、土大黄,性味苦寒,归肝、胆、肺经;有清热、解毒、祛痰止咳、清热利湿之功,用于烧伤疮疖、毒蛇咬伤、肺热咳嗽、肝胆湿热黄疸等;近代多用于新生儿黄疸、传染性肝炎、肝硬化、妇科盆腔炎、阴道炎、泌尿系感染等。

2. **田基黄** 别名地耳草、雀舌草,味甘淡、性微寒,归肝、脾经;具有清利湿热、清热解毒、清肺止痛功效,可治湿热黄疸、疮疡痈肿、肠痈、毒蛇咬伤、目赤肿痛等;现多用于肝炎黄疸、转氨酶升高。

3. **鸡骨草** 别名广州相思子、黄食草、小叶龙鳞草,味甘淡、性微寒;具有清利湿热、舒肝止痛功效,常用于湿热黄疸,急、慢性传染性肝炎及早期肝硬化、膀胱湿热之泌尿系感染。

4. **广东金钱草** 别名铜钱草,味甘淡、性微寒;有清热利尿功能,可用于因湿热而致热淋、石淋、水肿、黄疸等证。临床上对泌尿系感染、结石、黄疸型肝炎、胆管结石等病常被选用。

5. **猪笼草** 别名猪仔笼、猴子埕,味甘淡、性微寒;具有清热利湿、祛痰止咳、清肝降压,可用于湿热黄疸、热淋、石淋(泌尿系感染、结石),百日咳,肺结核,哮喘,高血压,肝阳上亢之头痛、眩晕。

八、其他类

1. **素馨花** 别名野悉蜜、素馨针、鸡爪花、多花素馨,味微苦,性平,归肝经;具有疏肝解郁之功,临床用于治疗肝气郁滞、胸脘胁肋疼痛;临床用量一般为 5~10g,水煎服。

2. **穿破石** 别名柘根、川破石、地棉根、拉牛入石、黄蛇,味淡微苦、性凉;具有祛风利湿、化痰止咳、活血通经之功,临床用于治疗关节疼痛、湿热黄疸、湿热浊淋和肺热咳嗽、劳伤咯血以及血瘀闭经、跌打损伤、疔疮肿痛等;常与铁包金合用治胸痛、肺结核,与海浮石、路路通合用治疗泌尿系结石,与白背叶根、鹰不泊合用治疗慢性肝炎、肝硬化。临床用量一般为 6~12g(若为鲜品则用 30~60g),水煎服或浸酒;外用适量捣敷。

3. **毛冬青** 别名毛披树、水火药,味苦、性寒,归肺、肝、大肠经;其有活血祛瘀、通经脉、清热解毒、止咳祛痰等功效,可用于脱疽、真心痛(冠心病、血栓闭塞性脉管炎、中心视网膜炎)、烧伤、咽喉肿痛、肺热咳嗽等;也常用于溃疡性结肠炎、盆腔炎口服和外用灌肠。

4. **荠菜** 别名菱角菜、地菜,味甘淡、性微寒,入心、肝、脾经;具有凉血止血、和脾利水之效,可用于崩漏、尿血、咯血、视网膜出血、泄泻、水肿、乳糜尿等,常与茅根联用治疗尿血,与益母草同用治疗崩漏。

（胡玲、陈昀）

第十三节 劳绍贤常用药对

"药有个性之特长,方有合群之妙用",药物之间的配伍使用即形成方剂。药对为最小方剂单元,是方剂的重要组成部分。对即双之意。因而药对一般由两味药组成,也表示药物之间的相互配伍。临床上通过药对中药物之间的相须、相使、相佐等配伍,能使药方简练,且能达到事半功倍之效。劳绍贤教授谙熟药性,于处方用药之时善于运用药对,屡获良效;现就其在治疗脾胃病证和杂病中常用若干药对配伍简要阐述如下。

1. **党参配石斛** 党参补中益气,石斛养胃生津,两者合用有补气养阴的作用,效果更优于太子参。常用于气阴不足之萎缩性胃炎患者。石斛养阴而不碍湿,对气阴不足而兼有脾胃湿热者,舌嫩白少苔、剥苔、舌根黄腻苔者,可用此药加入清热祛湿方中,达到扶正祛邪的目的。

2. **仙鹤草配五爪龙** 仙鹤草俗称脱力草,有止血强壮消肿之功能,民间用来医治脱力劳伤补益之品。五爪龙为岭南草药,有"南芪"之称,民间以之代"黄芪"使用。有补脾化湿,祛痰平喘之功效。两者相伍,用于白细胞减少综合征、慢性疲劳综合征或岭南长夏四肢困倦乏力者。

3. **仙鹤草配鸡血藤** 鸡血藤能补血活血、疏经通络,国医大师邓铁涛教授用补中益气汤时,为避免当归之润燥滑肠的作用而来用鸡血藤代之补血活血,不失补中益气汤之经方完整性,鸡血藤对血小板减少性紫癜有较好效果,其与仙鹤草配伍疗效倍增。

4. **仙鹤草配甘松**　甘松有理气止痛、醒脾健胃之功效,用于精神抑郁之胃脘胀满疼痛,食欲不振。现代药理研究发现其能抗心动过速用治早搏、房颤并能降压、抗溃疡。仙鹤草也有治疗心动过速的作用,两者配伍可用于胃脘痛伴心悸怔忡、心律失常者。

5. **升麻配葛根**　升麻能升清提陷,清热解毒。葛根清阳明腑热,也具有升举清阳的作用,是治疗麻疹未透的升麻葛根汤中的主药。在胃肠疾病中对中气不足而兼见大肠湿热常用之,症见便溏、里急或肛门灼热坠胀感者。

6. **淫羊藿配巴戟天**　淫羊藿补肾壮阳、强筋健骨,巴戟温肾壮阳,两药合用,补阳温肾之力较好。用于性功能低下,尤其用于哮喘属肾虚者。劳教授也常用于溃疡性结肠炎使用激素之后见肾气不足或久泻后脾肾阳虚者。

7. **白豆蔻配石菖蒲**　石菖蒲和中辟浊,白豆蔻芳香化浊、行气化滞,两药配伍常用于治疗湿困脾胃,胸脘胀闷,胃纳呆滞,舌苔浊腻者。

8. **木香配苏梗**　木香行气止痛,治气滞腹胀、腹痛肠鸣,胃痛呕吐,泄泻痢下。苏梗行气开胸,与木香配伍,理气宽中,脾胃气滞、胸闷不舒所致腹满者服用为宜。常用于胃食管反流性疾病,胸臆满闷者。

9. **木香配柿蒂**　张元素认为木香能"散滞气调诸气,和胃气,泄肺气",柿蒂为降气止呃之要药。与木香配伍治疗脘腹胀满、嗳气频作者颇佳。柿蒂用量 15~30g 为宜。

10. **木香配郁金**　木香归肺、肝、脾三经,行气止痛之力胜,朱丹溪认为木香能"行肝经气",故临床常用其治疗肝胆气滞所致右上腹或两胁疼痛。配郁金理气解郁,治疗胸腹胁肋胀痛较好。在治疗胆囊炎、胆结石、黄疸、肝硬化为常用之配对。

11. **木香配槟榔**　槟榔,味辛、苦,性温,入胃、大肠经,有泻下导滞、行气利水功效,与木香配伍使用,一行一泻,有导滞通便之功,劳师常配合应用于气滞、腹胀、便秘等。

12. **木香配台乌**　台乌,性辛温,具顺气、开郁、散寒、止痛功效,能上理脾胃元气,下通少阴肾经。木香与台乌合用,取四磨饮子之意,能行气宽肠,临床上辨证为气机郁滞,症见腹胀、大便不畅者效佳。

13. **枳壳配大腹皮**　枳壳理气宽中除胀,大腹皮行气利水消积导滞,两者合用能行气导滞,宽中消胀,用于胃肠道疾病属中焦气滞腹胀、大便不畅者。

14. **延胡索配郁金**　延胡索有行气活血止痛之功效,主治脘腹作痛,少腹疝痛、气血凝滞之疼痛、经行腹痛、产后瘀痛、跌扑伤痛。李时珍说：延胡索能行血中气滞、气中血滞，专治一身上下诸痛。郁金有凉血行血、利气止痛之功效，治胸脘痞闷、胸胁刺痛、黄疸尿血、惊痫癫狂。两药配伍，能入五脏有行气活血之功，治气滞血瘀之各种疼痛诸症。消化系统疾病中各种疼痛选用这对药效果确实良好。

15. **槟榔配郁李仁**　槟榔的泻下导滞与郁李仁的滋肠通腑的配伍，对气滞肠燥所致的大便干结难解之便秘达到通便消胀的效果。

16. **救必应配败酱草**　救必应具有泻火解毒、清热燥湿、行气止痛、凉血止血等功效，败酱草能活血祛瘀、清热解毒、排脓消痈。两药配伍主治脾胃湿热或大肠湿热所致气滞血瘀腹痛、下痢赤白者。常用于溃疡性结肠炎、急性阑尾炎。

17. **漏芦配莲蓬**　漏芦入胃、大肠二经，有泄热解毒、消痈肿、下乳汁作用，莲蓬及莲房，陈藏器以治血胀、腹痛及产后包衣不下。本草纲目以治血崩、下血溺血。现代研究漏芦有抗炎、镇痛，改善缺氧抗疲劳及抗癌的作用。莲蓬有高含量的原花青素，实验证实，原花青素对皮肤癌、结肠癌、乳腺癌、肺癌、胰腺癌都有预防作用。两药配伍常使用在溃疡性结肠炎黏膜呈假息肉状改变、结肠息肉呈炎性增生或乳腺癌手术后，结合病情在处方中加用此两味药物对结肠癌和乳腺癌的防治复发起重要作用。

18. **漏芦配救必应**　救必应，性苦，味寒，具有泻火解毒、清热燥湿、行气止痛、凉血止血之功效。现代实验研究，救必应具有抗细菌毒素，用于复方在抗溃疡性结肠炎、鼻咽癌等方面有较好作用。漏芦，性苦、咸，味寒，功能清热解毒、排脓消肿。漏芦与救必应配伍，具有清热燥湿、祛瘀散结作用。劳教授常年致力于溃疡性结肠炎的研究，认为溃疡性结肠炎的病性属本虚标实之证，素体脾虚为本，湿热毒盛、瘀血内蕴为标，于标本同治之时清利湿热显得尤为重要。处方时劳师常将二药合用于溃疡性结肠炎之治疗，症见腹痛、泻下血水样便，镜下见肠黏膜充血水肿、潮红，并见浅糜烂及溃疡者。

19. **水蛭配地榆炭**　水蛭破血消癥，张锡纯认为水蛭使瘀血默消于无形，地榆炭凉血止血，清下焦血分湿热，收敛生肌，两药配伍，对湿热型溃疡性结肠炎黏液便血者有良好的清热止血，促进溃疡愈合的作用。

20. **紫珠草配地棯**　紫珠草凉血止血，地棯根补血止血，两药配合使用，有良好的止血功效，消化性溃疡出血、溃疡性结肠炎可用作口服和灌肠。

21. **莪术配半枝莲**　莪术破血行气止痛、消积散结，半枝莲清热解毒、利水消肿，两者常用于癌肿，在萎缩性胃炎黏膜出现肠上皮化生、异型增生病理改变,胃肠道腺瘤样息肉,胃溃疡病灶较大时运用此药对以预防恶变。

22. **白蒺藜配薄荷**　白蒺藜祛风散结,薄荷疏风退热、清头目利咽喉,两药配伍常用于治疗外感风热咽痒咳嗽或慢性咽炎咽痒、干咳。

23. **白蒺藜配白芷**　白蒺藜疏肝解郁、祛风止痛,白芷能祛风祛湿、散结止痛,两药配伍,常用于感冒鼻塞、风热或肝风上扰之头痛。

24. **白蒺藜配白鲜皮**　《名医别录》谓白蒺藜能治"身体风痒,头痛,咳嗽,伤脾,肺痿……"白鲜皮清热解毒、祛风祛湿,治一切热风恶风、风疮疥癣赤烂,两者配伍治疗过敏皮肤瘙痒(荨麻疹、药疹)或湿疹瘙痒有渗出物者。

25. **白蒺藜配姜黄**　姜黄行血利气、散风通络,有治风湿痹痛之用,与白蒺藜合用对痤疮患者面部瘢痕形成有抑制作用,因此常用于痤疮治疗中。

26. **苍耳子配青葙子**　苍耳子具有通鼻窍、散风祛湿的作用,治头风鼻渊。青葙子清肝明目,常用于治肝火引起的目赤肿痛。苍耳子与青葙子配伍一温一寒,对过敏性鼻炎、鼻塞、喷嚏时发者能较快消除症状。

27. **侧柏叶配马齿苋**　侧柏叶凉血止血,李士材在《雷公炮制药性解》中提及本品:"止吐衄崩痢,除风冷湿痹,乌须黑发,炙冻疮。"马齿苋清热解毒,利水止湿,凉血止血。两药配伍,有清热解毒、凉血祛湿的作用,可用于痤疮或脂溢性皮炎脱发。两药煎水外洗面部痤疮,有效而不留药迹。

28. **白薇配伍土茵陈**　白薇凉血清热,略有透解之性,土茵陈(又名牛至、土香薷),有解表理气、化湿利水的功效。白薇与土茵陈合用对外感湿温,发热持久不退,用此两药配伍能使热从湿中透解,土茵陈用量15~30g,药后有微汗出。

29. **溪黄草配田基黄**　溪黄草性味苦寒,清热利湿,常用于湿热黄疸(急性传染性肝炎、急性胆囊炎)。田基黄甘淡微寒,清热解毒,祛湿消肿。两药配伍用于传染性肝炎、脂肪肝、肝硬化、肝移植术后等疾病及转氨酶升高者能较快降酶和改善肝功能。

30. **鱼腥草配毛冬青**　鱼腥草清热解毒,用治肺痈、吐血,近代常用于呼吸道炎症、肺癌。毛冬青为岭南草药,有活血祛瘀、清热解毒、止咳化痰的功效,两者合用对于支气管或肺部感染所致咳嗽痰多效果甚优。

31. **毛冬青配益母草**　毛冬青能清热解毒、活血祛瘀,益母草活血调经,两药配伍对于妇女盆腔炎酸痛者甚效。

32. **荠菜配茅根**　荠菜味甘淡、性微寒,能凉血止血、利尿降压;茅根能凉血止血、清热利尿,两药配伍治疗泌尿道感染或尿路结石、乳糜尿以及各种原因引起的尿血。

33. 鹿衔草配七叶莲　鹿衔草味苦、性湿,能补虚益肾、祛风散湿、活血调经,治疗虚弱咳嗽、劳伤吐血、风湿关节疼痛、崩漏、白带、外伤出血。七叶莲苦甘温,能祛风除湿、活血止痛,治疗风湿痹痛、胃痛、跌打骨折外伤出血。两药配伍常治疗风湿关节痛,跌打挫伤疼痛,肾虚腰腿疼痛等收止痛效果。

34. 土地骨配银花藤　土地骨为广东枸杞草之根,有清热祛湿、疏肝通络之效,银花藤清热祛湿通络,两药配伍对湿热痹痛,关节红肿疼痛有消肿止痛之效。

35. 铁包金配穿破石　铁包金味甘淡、性平,能祛瘀止痛、疏肝退黄、理肺止咳,可用于跌打疼痛、风湿疼痛、偏正头痛、胸胁痛等。穿破石祛瘀活血、舒筋活络、理肺止咳。两药配伍,可用于肺痨咳嗽、跌打疼痛、睾丸痛、腰腿痛、急慢性肝炎。两药配伍与瓜蒌散合用治疗骨膜炎所致胸胁疼痛效佳。

36. 瓜蒌皮配红花　瓜蒌皮利膈宽胸、清肺气、止咳嗽,红花活血通络、祛瘀止痛。《医学心悟》言"瓜蒌散大瓜蒌一枚(连皮捣烂),粉甘草二钱,红花七分,水煎服治肝气急躁,两胁痛或发水泡。"临床所见肋骨炎、肺炎,胸胁疼痛所致疼痛,两药配伍有止痛之效。

37. 瓜蒌皮配莱菔子　瓜蒌皮,性寒、味甘,能润肺化痰、利气宽胸。莱菔子,性平、味辛、甘,归肺、脾、胃经,能消食除胀,降气化痰。二药合用,行气消胀之力较佳,适用于食积所致的胸胁及胃脘部满闷、腹胀等不适。

38. 素馨花配赤芍　素馨花,味苦,性平,功能舒肝解郁、行气止痛。赤芍,味苦,性微寒,具有清热凉血、散瘀止痛之功。对于肝郁气滞之证,劳师认为柴胡量大有劫肝阴之嫌,故喜用素馨花代柴胡,与赤芍配伍,能疏肝解郁、活血止痛。

39. 田七末配阿胶　田七,性温味辛,具有活血化瘀、消肿定痛之功。阿胶,气微,味微甘,具有补血滋阴、润燥、止血之功。劳教授取用邓铁涛教授经验,将二药联合用于上消化道出血,在辨证论治基础上加用二药,能起到活血止血、祛瘀生新之功。

40. 姜黄配薏苡仁　姜黄,味辛、苦,性温,入肝、脾经,功能破血、行气、通经、止痛。现代研究表明,姜黄的有效成分姜黄素具有抗氧化及抗肿瘤作用。薏苡仁,味甘淡,性微寒,具有清利湿热、除风湿、利小便、益肺排脓、健脾胃、强筋骨之功。劳师将二药配伍,结合药理研究结果,用于胃肠道息肉、炎性增生等病。

（庄昆海、胡玲、龚琳）

第六章 学术传承

第一节 跟师心得

一、胡玲学习劳绍贤诊治脾胃湿热病证经验心得

胡玲教授1995年起师从于劳绍贤教授，是劳绍贤教授的博士开门弟子和学术经验继承人，24年来继承了劳绍贤教授中医药防治胃、肠癌癌前病变和岭南脾胃湿热病证的研究方向和临床诊治特色并有所发挥。

（一）吞酸症与脾胃湿热

反酸较为常见，既可由精神紧张、过度疲劳致大脑皮质功能紊乱，或进食过于刺激、酸甜、油腻等导致生理性的胃酸分泌增加所致；也可因慢性胃炎，消化性溃疡刺激引起病理性的酸分泌过度所为；同时，由于生活不规律，嗜烟、不良宵夜习惯及各种引起贲门、食管下括约肌松弛的疾病也常常表现为胸骨后烧心不适和不同程度的反酸症状。可见，并非所有的反酸都需要药物治疗。对于生理性和不良习惯所致者，消除相关诱因后反酸不适的症状便可得到逐渐缓解、甚至消失；若属于病理性者则需进行正规治疗，否则不仅可能会错过最佳的治疗时机而贻误病情，也可能会因为不正规的治疗而遗患无穷。美国《胃肠病学杂志》一项新的临床随机双盲对照试验结果表明，健康成人在使用质子泵抑制剂（PPI）4周后停药，可出现诸如胃灼热、反酸、消化不良等相关症状；且此类症状与长期使用PPI治疗患者出现的情况基本一致；即不规范治疗引起反弹性胃酸过度分泌所致的酸相关症状，可能一定程度提示了PPI治疗依赖性问题的存在。

其实，针对反酸一症，历代中医已有较多相关的描述。《素问·至真要大论》之"诸呕吐酸，暴注下迫，皆属于热"，为其病因病机的最早认识。《素问玄机原病式·六气为病·吐酸》之"酸者，肝木之味也，由火盛制金，不能平木，肝木自盛，故为酸也；酒之味苦而性热，烦渴呕吐，皆热证也，其必吐酸，为热明

矣",则强调本症多由肝火旺盛,热邪犯胃所致。《证治汇补·吞酸》之"吞酸,小疾也,然可暂不可久;久而不愈,为噎膈反胃之渐也",更明确指出,反酸日久,灼损胸膈,烧心、胸痹、噎膈等症可随之而至;而且,基于情绪波动、饮食不慎易致本症复发或者加重之特点,我们认为治疗上宜寓防于治,并根据病情恰当进行辨证用药;切忌贪功图利、仅以制酸为治显得就特别重要。古人对本症强调重视预防及规范辨证用药的这一提法与现代临床中若不恰当地使用PPI制剂可能会带来反弹性胃酸过度分泌并引起依赖的观点可谓是殊途而同归。

从中医角度来说,肝气郁结、胃气失和为反酸症主要的病理机制;偏热、偏寒或寒热错杂为其临床常见证型。然而通过观察,我们却发现广东地区以脾胃湿热型更为多见,推测可能与岭南气候炎热、潮湿多雨及当地人喜进食鱼鲜等阴柔之品易致湿热内侵、脾胃不和有关。近期我们先后对5例较为典型的抑酸药依赖性患者进行了临床观察和治疗,其中3例慢性胃炎患者非间断性不规则服用不同的抑酸药在1~2.5年;另1例慢性胃炎和1例十二指肠壶腹部溃疡患者则间断性不规则服用不同的抑酸药分别达8年和10年之久;5例患者均有自行在药店购买抑酸药并不规则服用的病史。由于5例患者在临床上均不同程度表现有嘈杂反酸、脘痞恶心、嗳气纳呆、精神紧张、口黏苦、大便滞而不爽、舌红苔黄腻等湿热内阻、肝胃不和之象,遂根据其病机采用清热利湿、调和脾胃兼以疏肝理气之法,处方在劳绍贤教授常用之藿朴夏苓汤基础上根据辨证分别加救必应、海螵蛸、丹参、柴胡、赤芍等味进退。其中4例慢性胃炎患者分别采用上述中药加减治疗了1个月和2个月,而另1例患者因胃镜检查提示为活动Ⅱ期的十二指肠壶腹部溃疡而在上述中药加减治疗的2个半月期间同时配合使用H_2受体拮抗剂4周;并嘱咐患者无论是治疗期间还是今后的生活中都要保持规律的生活及乐观、舒畅的心情;结果5例患者最终均取得了比较好的临床疗效,至今其相关的临床症状也未见再发。

通过对上述病例的治疗,我们的初步体会是,在西医诊断明确的基础上,首先必须明确地告诉患者,尽量不要对抑酸药产生依赖心理,同时也不可把抑酸药当成止痛药来使用。若所患疾病仅为一般的慢性胃炎,抑酸药并不是非用不可,合理正确的中医辨证治疗就基本可以达到治疗的目的;但如果属于消化性溃疡尤其是活动期或食管炎的患者,则需严格按照相应的疗程合理运用抑酸药,并同时配合中药的辨证治疗;这样一来,不仅可以提高溃疡或食管炎愈合的质量以减少复发,同时也可以避免抑酸药不规范治疗和依赖性问题的出现。值得一提的是,在具体的治疗过程中我们还观察到,无论是一般的慢性胃炎还是消化性溃疡抑或食管炎,也无论患者是因为间断或非间断性服用抑酸药所形成的依赖,其结果是,服用抑酸药的时间越长,中医药治疗和调理的难度就越大。因此,我们在此呼吁,针对反酸之症,临床规范合理地使用抑酸药和恰当的中医药辨证治疗,应该要引起临床医生及广大患者的充分重视。

(二)慢性疲劳综合征与脾胃湿热

慢性疲劳综合征(CFS)是一组临床以疲劳为主要表现的全身性综合征,发病特点是反复发作,持续时间超过 6 个月且经过充分休息后疲劳相关症状仍不能缓解,患者常伴头晕头重、肌肉关节酸痛及失眠多梦等多种神经、精神的非特异性症状;通常体格及实验室检查不能发现明显异常,长久以往会严重影响人们的生活质量。随着当今社会竞争意识不断增强及生活节奏加快,导致临床以疲劳为主诉的患者日趋增多,发病率呈逐年上升趋势,迄今为止 CFS真正的病因和发病机制尚不完全明确。

1. **CFS 与中医的关系**　从临床慢性疲劳表现和一系列相关伴随症状来看,CFS 在中医理论中尚可找到相似痕迹,因而似乎注定了其与中医不可分割的关系。胡玲教授通过对中医相关理论的学习和临床实践的摸索,就中医理论中有关疲劳的病名、病因病机、临床症状分析及辨证治疗初步探讨如下。

纵观古今中医文献并没有 CFS 相应的病名记载,但“疲劳”作为临床常见的症状在中医的古籍中常被描述为懈怠、懈惰、四肢劳倦、四肢不举以及四肢沉重等;一般来说,中医常将倦、乏、怠、惰、困、惫、疲、无力、重、酸软、弱等相关的证候都归属于“疲劳”之范畴。CFS 的发病原因很多,有外因、内因,也有内、外合因者。外因之中,风、寒、暑、湿均可导致人体的疲劳,但临床又以暑湿为多;相对而言,内因导致人体疲劳为主的 CFS 者较外因所者为多,其中饮食不节,劳力、劳神、房劳、安逸以及七情过度均可导致机体 CFS 的发生;从中医理论理论出发,我们初步提出:脾胃运化功能失常是 CFS 形成关键环节的观点;CFS 的发生乃因劳倦过度、情志失调或感受外邪而诱发或加重,但脾胃功能的内伤是其发病的基础。

从临床症状分析来看,脾胃为后天之本,气血生化之源,主人体之肌肉、四肢,故脾胃与人体疲劳的发生、四肢活动以及肌肉功能均有着密切联系;一旦各种原因致脾胃的功能失常,运化失司必然会引起营血亏虚致肌肉肌肤失养,故临床患者可表现为机体的疲劳感和肌弱无力。倘若脾失运化致水谷精微不能化生气血,反而停聚为湿、为痰、为饮或甚而化热,瘀滞经脉,故临床中 CFS又常可伴见四肢肌肉和多关节的酸痛、沉重但却并不出现类似关节炎红肿热痛的症状。由于脾胃虚弱,气血生化乏源,营血亏虚又可引起血不养心,致心火独旺而临床表现为失眠多梦;加之营血不足也可导致肾精不能充养,故而临床也常伴见健忘、头昏头晕等西医所指的神经、精神症状的出现。脾胃运化失常还可影响卫气和三焦之气的正常运行,此时因患者本身脾胃虚弱,运化失调,易致湿热内生;若再感外邪则可致发热、咽痛、淋巴结肿大等伴随症状的出现;分析乃因卫气源于胃中,又赖胃气之作用才能上行头面、布散于全身;若卫气亏虚则肌腠不固而易感六淫之邪,而感邪之后又可加重脾胃的损伤;从而因虚致实、因实致虚,终致形成 CFS 病情经久难愈且缠绵易感外邪之本虚标实的病机特点。

2. 辨证分型及治疗　目前一般多将 CFS 的临床辨证分为脾肺气虚、心脾两虚、肝脾失调、脾肾阳虚和脾虚湿盛 5 型,主要治法分别有补脾益肺,方用补中益气汤加减;健脾养心,方用归脾汤加味;健脾疏肝,方用柴胡疏肝散加香砂六君子汤;补肾温脾,方用金匮肾气丸加味以及健脾祛湿,方用升阳益胃汤加减。临床只要辨证得当,并及时彻底的施行相关调理和治疗,一般能取得较为理想的效果。在具体临床实践中,尤其是广东岭南地区,我们却发现脾虚夹湿热以及脾胃湿热内蕴所致的 CFS 患者并不少见。

(1)产生原因:①体质混杂:通过临床观察,我们分析广东岭南地区之所以脾虚夹湿热和脾胃湿热内蕴型 CFS 的多见的原因可能与该地区的人们平时既喜欢饮凉茶又喜欢进补的习惯致其"体质"长久以往呈既虚又可能偏于湿热的"混杂型"以及当地人饮食又喜进食鱼鲜等阴柔之品易致湿热内生等有关。②不必要的盲补:与此同时,在临床实践中我们还发现,许多 CFS 患者由于缺乏相关的基本知识,往往多认为身体疲乏无力即为体虚所致常常会自行蛮补或盲补;殊不知其所患 CFS 本身可能已是脾虚夹湿热,甚至可能是脾胃湿热内蕴所致,其盲补的结果当然是感觉越补越累且越补越不舒服。

(2)临床治疗:针对此种情况,基于平时在临床中对本病的观察、治疗总结和思考,我们对临床上 CFS 患者提出初步的辨证和治疗补充方案如下。

1)脾虚夹湿热型:患者表现为全身倦怠、四肢困乏、头重如裹、口黏微苦、纳呆脘痞、腹胀便溏、夜寐不宁,舌淡质胖边有齿痕、苔白腻微黄、脉濡滑;治以益气健脾、理气化湿兼以清热,方选六君子汤合藿朴夏苓汤加减;临床常用药物:五爪龙、白术、茯苓、甘草、川朴、法夏、陈皮、藿香、佩兰、薏苡仁、石菖蒲、荷叶、仙鹤草等。

由于本型患者既有脾气虚弱之症,也同时夹湿热之征,故药用时易原方滋补之党参为补脾气而不腻不燥之五爪龙,并加芳香开窍之石菖蒲,益气升清之荷叶以及素有"脱力草"之称之治疗疲劳之品仙鹤草,诸药合用,临床常常能取得较为理想的治疗效果。

2)脾胃湿热型:患者常表现为全身倦怠、四肢困乏酸痛、头重且头痛、口黏苦明显且伴口臭、纳食呆滞、脘腹胀痛、大便溏滞不爽、困倦思寐但醒后困乏如故,舌淡红或红、苔黄厚腻,脉弦滑或滑数。以芳香开窍、化湿清热兼以理气为治疗原则,方选清浊安中汤合藿朴夏苓汤加减;临床常用药物:石菖蒲、白蔻仁、郁金、远志、藿香、救必应、鸡蛋花、车前草、白茅根、仙鹤草、法夏、茯苓、薏苡仁、川朴、陈皮等。

本型患者临床主要表现为脾胃湿热内蕴之证,可选用石菖蒲、白蔻仁、郁金、远志或藿香等以芳香开窍、化湿安神而治全身之倦怠、四肢困乏酸痛、头重且头痛以及困倦思寐但醒后困乏如故之症;救必应、鸡蛋花、车前草、白茅根能清热和胃、利尿除湿以除患者之口黏口苦、口臭之症以及舌苔黄厚腻之征;法夏、茯苓、薏苡仁、川朴、陈皮之健脾和胃、理气除湿又乃顾本之法以求能恢复患者脾胃运化功能的失常;素有"脱力草"之称的仙鹤草不仅能收敛止血,更能一定程度提高患者的白细胞水平,改善患者的免疫功能,故而临床用以治疗疲乏无力之症,常常能取得较为理想的疗效。

基于上述 CFS 的相关探讨,我们认为 CFS 的病理机制属本虚标实,主要由脾胃运化失常,引起机体气血阴阳正气不足伴湿困痰阻、气血瘀滞,甚则化热等病理产物堆积所致;病位涉及五脏,尤与脾、肝、肾三脏关系最为密切。临床正确辨证是关乎治疗的关键,需根据患者不同体质、临床表现以确定相应证型和方药,方能确保临床治疗效果。治疗过程还应根据患者不同发病原因进行相应的心理疏导,帮助患者确立正确的生活方式,并注意劳逸结合,方能维护 CFS 患者机体内环境的平衡,从而达到最佳的治疗效果。

(三)抗生素相关苔腻症与脾胃湿热

抗生素在临床使用较为普遍,尽管挽救了较多生命,也会引发各种不良反应。我们在临床中观察到,使用抗生素特别大剂量静脉滴注后会出现舌苔变厚,伴或不伴脘腹痞胀、纳呆疲倦、大便溏或滞结等胃肠功能紊乱相关症状。尽管现代医学认为此类症状可不用治疗,但由于可影响到患者的生活质量并可能会导致体质下降而易感其他病变,故进行中医药对其病因病机和防治作用的探讨具有明显现实意义。在劳绍贤教授指导下,胡玲教授从脾胃角度对抗生素引起的相关苔腻症进行探讨如下。

1. 抗生素中医药属性及其作用探讨　众所周知,抗生素所治乃病原微生物(特别是细菌)引起的感染性疾病,患者多见有全身或局部炎症反应如发热、局部红肿热痛等,类似于中医"热证"之范畴;其治疗作用按属性则类似于苦寒清热和祛邪类药物;且中医理论认为"祛邪易伐正"与抗生素既祛除邪气(抑杀细菌),亦伤人正气(影响肠道正常菌群)也有相似之处。因此,我们认为抗生素使用也需遵循中医"中病即止"和"治未病"的原则;若本身脾胃虚弱者应在顾护胃气的基础上使用以图标本兼治;对于平素饮食不节致脾胃失调者也应在使用的同时注重调理脾胃,一旦脾胃自调,正气可驱邪外出,患者就易趋于康复。

2. 对抗生素相关苔腻症病因病机的认识　中医认为正常舌苔乃脾胃蒸化胃中食浊之气而成;而由《形色外诊简摩》"有病则舌必见苔;病藏于中,苔显于外,确凿可凭,毫厘不爽;医家把握,首赖乎此,是不可以不辨"和《医门棒喝·伤寒论本旨》"观舌本,可验其阴阳虚实;审舌垢,即知其邪之寒热深浅也"便可知,病理性舌苔则多因邪气上泛所为。近年来因于抗生素广泛且大量使用而出现苔腻相关症状的患者屡见不鲜,初步提示过度使用抗生素有可能是临床导致舌苔变腻的病因之一。从中医角度理解,抗生素性多偏寒凉、功偏于祛邪,用之不当可伤及脾胃,致水谷之气不化而湿浊易内生见舌苔厚腻,并可伴随出现伴脘腹痞胀、纳呆便滞、疲乏不适之症。实际上,腻苔是由丝状乳头增生使密度增加,加之各乳头角化树呈柱状镶嵌不易脱落,最终呈油腻状紧贴于舌面而成;其变化与舌上皮细胞增殖、分化和凋亡间的平衡密切相关。当增殖大于分化、凋亡时,基底层转化为角化脱落细胞规律紊乱,可阻断丝状乳头角化上皮细胞正常脱屑;至于舌上皮细胞更新的迟缓则易致舌面自洁作用减弱,使栖息共生的微生物过度增殖而见局部微生态失调;加之舌面细菌总数增加又可加重局部炎症反应,致使舌黏膜细胞充血水肿、丝状乳头增殖而使微生物更易在舌面滞留;在上述各因素互为因果协同作用下,舌上皮细胞凋亡延迟和舌面细菌总数增加,从而共同促进了厚腻苔的形成。

3. 中医药防治抗生素相关苔腻症的思考　针对苔腻相关病症,临床已有采用醒脾化湿汤治疗抗生素苔腻为主胃肠功能失调取得满意疗效以及加味藿朴夏苓汤能促进脾胃湿热证黄腻苔消退与其调整患者脾胃功能紊乱、恢复舌面菌群失衡和加速舌上皮细胞凋亡作用有关等的报道。各种原因致中焦枢机不利,清阳不升、浊阴不降,水谷失运而内蕴成浊,或从寒化、或从热化而均易表现为舌苔厚腻、脘胀、滞泄等症。基于此,抗生素相关苔腻症的治疗当以芳化运脾泄浊为先,方选菖蒲郁金汤或藿朴夏苓汤加减,并需同时遵循《临证指南医案·湿》"用药总以苦辛寒治湿热,以苦辛温治寒湿,概以淡渗佐之"之训诫,顺应脾升胃降之生理特性而加木香、苏梗辛温行散以升提脾气,茯苓、泽泻淡渗以除内湿,白术、枳壳调理中焦气机,一旦脾胃升清降浊之功能恢复则内蕴湿浊之邪易化。

《脾胃论》"脾胃之气既伤,元气亦不能充,而诸病之由生,扶正必先补脾土"已指出后天脾胃既是维持人体生命活动的根本,也是疾病发生的根源。由于抗生素相关苔腻症不仅可影响生活质量,还可能因患者脾气不旺而不利于疾病的向愈;因此,对于必须使用抗生素治疗如 Hp 相关胃病、肺部感染、泌尿系感染等患者,当先评估其脾胃功能;若脾运不健则需同时辨证使用运脾化湿之品,使其胃气振复从而能助正达邪,治病防变。此外,平时养成良好饮食和生活习惯,做到"毒药攻邪,五谷为养"也十分重要。

(胡玲)

二、常东学习劳绍贤诊治脾胃病学术思想体会

常东主任医师 1998 年起师从于劳绍贤教授,现将其毕业工作后对劳绍贤教授诊治脾胃病的学习体会简介如下。

(一)脾胃病变以通为要,条达气机是关键

劳教授在长期医疗实践中发现胃脘痛当属肝胃不和型最为常见。临床可见胃脘胀痛,痛窜两胁,遇怒尤甚,嗳气频作,嘈杂吞酸,排便不畅,善叹息,舌淡红,苔白,脉弦。现代社会节奏加快,人们心理负担加重,长期郁闷不畅,肝气不疏,横逆犯胃,胃失和降,既而出现肝脾不调,肝胃不和,肝胃郁热及脾胃气机逆乱等一系列肝胆脾胃病变。所以教授认为该病的发生与气机通降失常关系密切。因此调达气机,疏肝和胃通降是治疗胃脘痛之关键。教授擅用经方四逆散灵活加减。他认为四逆散(柴胡、陈皮、白芍、炙甘草)组方精妙,药简力专,为通达降逆之首选方。但他认为应易白芍为赤芍。因白芍味酸性敛,不利胃酸分泌过多所致胃脘痛,不如赤芍清热通达之力,且该药具杀灭幽门螺杆菌的功效。若兼有大便秘结,酌加莱菔子、白术等,白术用量宜在 30g 以上才具有通便之效;嗳气频频,加用丁香、柿蒂通降上逆之胃气;日久郁热,加用蒲公英、佩兰、滑石清热以通降;燥热伤阴,酌用石斛、麦冬、知母之类滋润以通降。

(二)脾胃湿热岭南多见,清浊安中通为先

广东地区地处南方,气候炎热、潮湿多雨,且岭南人饮食结构多喜海鲜之

品,其体质多属"阳热质"。除此之外,幽门螺杆菌感染、口服某些药物亦可引起脾胃湿热证,因此该地脾胃湿热证型明显高于内地。临床资料统计也证实这一点。所以劳教授认为这是岭南脾胃病证的一大特点。在清热化湿过程当中,教授尤重祛湿理气。一则湿性黏腻停滞,易滞留体内,胶着不化,使病势缠绵不解。二则湿热交混,遂成蒙蔽,湿开则热透,湿去则热除。三则湿性重浊黏滞,易闭阻阳气,阻滞气机运行,湿郁可以化热,可见湿热的形成与胃腑失于通降有密切关系。气机通达则湿热可祛,胃腑可复通降之职,必当以理气为首务。老师据此自拟处方"清浊安中汤",该方由白蔻仁、藿香、佩兰、茵陈蒿、黄芩、苡仁、法夏、厚朴、乌药、佛手、郁金组成。其中白蔻仁辛散温通,行脾肺气滞,化上中二焦之湿;藿香、佩兰芳香清透,解表里之湿;黄芩、茵陈蒿苦寒,清热以祛湿;苡仁甘淡,脾健而渗湿;法夏辛温燥湿;厚朴、乌药运转脾胃气机,佛手、郁金疏肝解郁,气机条达,四药行气以化湿。教授将芳香化湿、淡渗利湿和苦温燥湿融为一体,本方数药合用,均不离祛湿之宗,行气为先,共奏祛湿清热、行气健脾之功。若湿热阻滞肠道,腑气不通,酌加槟榔、木香、枳壳;若热邪偏甚,常佐以蒲公英、白花蛇舌草、栀子等清热之品。

(三)脾胃虚损纯虚者少,补中兼疏为正法

因脾胃虚弱导致的胃脘不舒是临床常见之证。健脾益胃是常用治疗原则。但劳教授用药常不拘泥于补法。尤强调补中兼疏,以通为用。对于气虚证,他认为胃气一虚,气机不运,饮食不消,故而虚中必夹实滞,临床中纯粹虚证并不多见。因此一味滋补更易使脾胃呆滞,运化不利,使实滞愈甚,虚则愈虚。劳教授在治疗此类病症中以四君子汤为基本方,酌加疏肝理气,祛湿除痰,化积清热之品往往可取得满意疗效。如气滞明显加砂仁、佛手、枳壳;夹杂痰湿可用法夏、苡仁、扁豆;食积用鸡内金;夹热用蒲公英、白花蛇舌草。对于阴虚证也反对一味滋阴,以防碍胃之嫌,故以行气之味以助其通降。因此,在运用太子参、石斛、知母、麦冬等甘凉濡润之药益养胃阴的同时酌用佛手、柴胡行气,赤芍、郁金活血化瘀以助阴液之来复。可见劳教授治疗脾胃病证多采用疏肝降逆、清热利湿、滋阴补虚之法,而内涵却充分体现了"胃以通为顺""以通为要""以通为补"的学术思想,值得晚辈深思体味。

(四)辨证与辨病相结合,中西合璧显优势

宏观辨证与胃镜下的微观辨证相结合和辨证与辨病相结合是劳教授诊治脾胃病证的又一重要特色。随着现代诊断技术的不断发展,传统的中医四诊和辨证方法已突显出在整个诊治过程中的不完整性和局限性。劳教授在继承

传统辨证方法的基础上,特别注重对胃镜下胃黏膜组织形态学的辨证。提出了以证型为纲,黏膜形态特点为目的辨证思想,并把这种思想融入整体中医辨证体系当中。如肝气犯胃证可见胃黏膜充血、水肿,点状糜烂出血;肝胃郁热或脾胃湿热证多见胃黏膜色泽偏红,糜烂溃疡活动期,黏膜片状出血,胃内分泌物黏腻秽浊,黏膜附着黄绿胆汁,Hp 感染阳性,黏膜偏暗多属兼夹血瘀等特点;痰湿内停证多见黏液涎呈清水状;脾胃虚弱证多见溃疡非活动期,黏膜色泽淡白或苍白,胃蠕动无力、缓慢,幽门关闭障碍等;气阴两虚证可见黏膜变薄并可透见毛细血管网,分泌物减少,黏膜干燥等特征。诸如此类,均是教授在长期临床实践中所总结的切身体会。

同样,辨证与辨病相结合实质上是指在诊疗过程当中在辨病基础上的辨证论治。而这种思想具体体现在教授运用辨证用药与辨病用药相结合,辨证治疗与疾病发展不同时期用药相结合方面,有的放矢,这已成为教授提高脾胃病中医药疗效的重要途径。如胃蠕动减慢,可酌加槟榔、枳实、枳壳等;幽门开放不畅,逆蠕动增多,短期多使用丁香、柿蒂或旋覆花、代赭石等,胆汁反流明显,多选用疏肝利胆药(如郁金、柴胡)的同时可选用清热利湿药(如滑石、佩兰、茵陈蒿等)以改善黏膜炎症。再如胃内容物呈大量清稀水样,故辨证治疗基础上酌加茯苓、桂枝、白术等,胃黏膜萎缩、肠上皮化生及不典型性增生结合临床辨证多选用益气养阴、活血化瘀、清热利湿之品。胃十二指肠糜烂、溃疡及变形大多于胃酸分泌过多有关,可用制酸中药,如海螵蛸、白及等。Hp 感染阳性多选用蒲公英、黄连等清热解毒之品。对于疾病发展不同时期,教授用药也独具特色。例如,消化性溃疡处于活动期时,局部溃疡病灶存在不同炎症反应,病灶局部血供存在障碍,此时常选用清热解毒、活血止血之品以提高疗效,如蒲公英、白花舌蛇草、黄连、熟大黄、赤芍等;在恢复期,溃疡病患者常出现上腹隐痛、面色㿠白、神疲乏力等征象,此时常选用健脾益气、祛腐生肌之药以促进溃疡的尽早愈合,如黄芪、白术、党参、山药,但同时指出在熟悉中药现代药理研究分类并运用于临床实践前,必须强调的是中医治疗一定要以整体辨证用药为基本原则,方可发挥其独特作用,而不是单纯的中药西用。

(常东)

三、张诗军学习劳绍贤运脾调肝法学术思想心得

张诗军教授 2000 年起师从于劳绍贤教授,聆听劳绍贤教授的教诲和临床跟诊 3 年。10 余年来继承了劳绍贤教授运脾调肝法治疗内科疾病有了初步认

识,并在临床中运用该法治疗效果良好且有所发挥。

(一)运脾调肝法之核心——重升降、利枢机

升降出入是人体生命活动的基本形式,脾主运化属土,肝主疏泄属木,脾胃的升降有赖于肝疏泄功能的调节,只有协调一致,才能通上达下,使"清阳出上窍,浊阴归六腑"。由于肝脾的特殊地位和作用,因此,劳教授在诊治疾病时特别强调肝脾之升降功能,认为肝脾升降有序则气行有序,气行有序则血滞、痰阻、湿郁自行消散。四君子汤和四逆散是常用方剂,在运脾方面,劳老师重视苍术以燥湿运脾,加枇杷叶、枳壳、川朴以降浊,中焦虚寒加干姜以温运脾阳。劳教授治疗脾胃病时,非常重视调理与之相关的脏器,特别是肝,肝主疏泄属木,"土得木而达"。一旦情志抑郁,木亢克土可致脾胃病或致原有脾胃病加重。因此,在原有理论"见肝之病,知肝传脾,当先实脾"的基础上总结出"见脾(胃)之病,知肝侮脾,当佐疏肝",临床治疗脾胃病时,每于基本方上加用1~2味疏肝利胆之品,如柴胡、茵陈、栀子等,效果倍增。

(二)运脾调肝法的目的——理脾调肝以安五脏

脾胃为水谷之海、气血生化之源,共为后天之本。《素问·太阴阳明论》:"脾病不能为胃行其津液,四肢不得禀水谷之气,气日以衰,脉道不利,筋骨肌肉皆无以受气而俱病。"由此可见,脾胃有病,常影响他脏。如脾胃虚弱,营血亏乏,心火独盛则心烦、心悸、怔忡等;脾胃虚弱,不能散精于肝或土壅木郁而见头眩、情志抑郁、胁痛等;脾胃虚弱,气血乏源,无以化肾精而致肾亏。肝为刚脏,其性属阳,肝气好动而不好静。肝主疏泄,主升、主动,性喜条达而恶抑郁。肝气的疏泄功能是调畅全身气机,推动血液和津液正常运行的必要条件。疏泄功能正常,气机通畅,气血调和,会使人心情舒畅,开朗乐观,身心健康。肝郁是临床常见病机之一,可单独或者与其他病机合在一起出现,肝气横逆,易于克脾犯胃,症见胸胁刺痛、嗳噫不舒、烦躁不宁、不欲饮食、脉象弦急,治宜疏肝理气;肝气郁结,脾土受克,又有夹湿、夹食、夹痰之别,夹湿则宜宣郁化湿,夹食则宜开郁消食,夹痰则宜行气化痰;若肝气升泄太过,导致肝阳上亢或肝气上逆,血随气逆,气血逆乱。最终均会导致人体出现一系列病理变化。因此,认为在多数情况下,肝脾不调是导致他脏之病的根源,本着治病求本的思想,在治病时非常强调调理肝脾,进而达到安抚他脏之功。

(三)运脾调肝也需寒温并用、疏补兼施

临床上脾胃病多表现为寒热错杂,虚实相兼。基于以上观点,对脾胃病的治疗多寒温并用,通补兼施,由于各药归经的侧重点不同,即使药性相反的药物配伍,也不会彼此削弱对方的治疗作用。如既有脾阳虚又有肝火盛的患者,就可用温脾阳的干姜、良姜、肉桂,又可同时用栀子、龙胆草、茵陈以清肝火;既有脾虚又有肝滞的患者,就可既用健脾益气的黄芪、人参,又用疏肝化积的麦芽、柴胡、莪术。药虽同行,而功则各奏。

运脾之所以重要,是因为饮食所伤病证日益增多。饮食所伤,痰湿内停为其主要表现之一,痰湿内停可表现为纳呆、胃胀、胸闷、眩晕、呕吐等。"诸湿肿满,皆属于脾",随其所在而表现不同,除一般特点外,老师临证尤应注意其舌象,凡是苔多黏腻滑润,多为湿证。治湿之法,除根据上、中、下部位之异,脏腑寒热之殊,采取不同治法外。临证时尤应注意通、化、渗三法。通乃温通或流通之意。因湿性重浊,最易阻遏气机,故宜杏、薏、橘、桔等调理宣通三焦气机之品,更重在调理脾胃之升降。化则应注意湿邪之转化。温化寒湿时忌用大辛大热,以免过燥伤阴而化热清化湿热则忌大苦大寒,以防湿邪凝滞或过伤脾阳而寒化。渗指以淡渗或苦渗之品引湿下行,所谓"治湿不利小便,非其治也"。运脾用灵动之药在其中起着至关重要作用。只有浊气下降才有可能清气上升,因此,调理脾胃虽升降并用,但应有所侧重,总的原则应以通降为主。

调肝之所以重要,是因为无处不在的情志不畅。由于肝经主要分布在人体从小腹向上经过胸胁两侧和乳房,再从颈项两侧向上到头顶的部位。肝失疏泄,气机郁结,则情志抑郁,可能会引起肝经巡行部位组织器官功能或者形态出现异常,如久郁不解,失其柔顺舒畅之性,故急躁易怒,或者多愁善虑、沉闷欲哭、嗳气太息、胸胁胀闷等;气郁生痰,痰随气升,搏结于咽则见梅核气,或者甲状腺病变;化火循经上扰可见目赤肿痛、口苦口渴等症状;气郁结在头部,会出现头痛、头晕等症状;女性经常会有胸肋胀痛或窜痛;还会出现乳房及小腹胀痛,以及引起月经不调、痛经等;脾虚肝乘证,表现为身倦乏力、食少腹胀、两胁胀痛、大便稀溏等症状。在临床中,我们应用调肝运脾法治疗代谢异常疾病包括形体肥胖、血脂异常、高血压、脂肪肝、血糖调节异常、高尿酸血症等取得良好效果。调肝运脾法之所以取效,是因为调肝运脾法可以升清以降浊。《素问·阴阳应象大论》:"清阳为天,浊阴为地。地气上为云,天气下为雨;雨出地气,云出天气。故清阳出上窍,浊阴走下窍;清阳发腠理,浊阴走五脏,清阳实四支,浊阴归六腑。"调肝运脾法在临床运用过程中,还应结合岭南地区高温、潮湿的气候现象,所面对疾病之本虚标实特点,紧扣运脾调肝降浊之大法,有望临床取得良效。

劳绍贤教授师古而不泥古,在效法古人前人的时候,善于勤于思考,有所创见,鼓励我们不断探索前行。

（张诗军）

四、陈更新学习劳绍贤治疗脾胃病经验心得

陈更新主任中医师 2011 年起师从于劳绍贤教授,攻读博士期间有随其左右侍诊 3 年,受益于劳教授对脾胃病的诊治。

（一）重视吸取前人经验

劳绍贤教授在精研《内经》《难经》《伤寒杂病论》《温病条辨》等经典著作的基础上,秉承了李东垣、叶天士、王清任、薛生白等之说,发微探幽,造诣很深。除正式拜师邓铁涛教授以外,还先后师从刘赤选、钟跃奎、梁乃津、李皓平、康伯海等多名岭南名医。劳教授重视对前人经验的吸收利用,并验之于临床,加以总结和升华,为己所用,终成一代名医。现劳教授虽已年逾古稀,仍常耕不辍,始终保持开放的思想,兼收并蓄,发宏阐微。劳教授师从邓老三年,得其真传。邓老临证喜用南药"五爪龙",常以五爪龙与黄芪合用增加黄芪补气之力以治顽疾。五爪龙有"南芪"之美称,又名五指毛桃,劳教授认为其性味甘温,甘而不腻,温而不燥,可代替黄芪用于阴虚气弱之证。劳教授在吸取邓老经验的基础上,又有所发挥,在辨证的基础上,结合具体疾病选用一些对症药物配伍,以提高疗效。如对胃下垂的患者,在湿热或郁热不明显的情况下,劳教授给予补中益气汤配以五爪龙、枳实治疗;再如脾虚大便溏泄、经久不愈者,用五爪龙合补中益气加番石榴叶。余每于临证之时验之,常获佳效。

（二）强调脾胃重在调理

脾胃同居中焦,是气机升降的枢纽,脾主升清,吸收和输布水谷精微等营养物质;胃主降浊,食物经胃的腐熟、小肠的分清泌浊,最终大肠将浊者传导而出。脾胃升降是整个机体对饮食物的消化吸收、输布和排泄全过程的概括,故称脾胃为气血生化之源、后天之本。脾以升为健,胃以降为和,脾升胃降的协调平衡是脾胃运动功能正常发挥的重要环节,若脾胃升降失调,则会出现种种胃肠病症。《素问·阴阳应象大论》说:"清气在下,则生飧泄;浊气在上,则生䐜胀。"劳教授在临证中细察脾升胃降失调之主次,随机应变,灵活施治。针对脾不升清、中气下陷之胃下垂、胃黏膜脱垂等病证时,以黄芪、党参等健脾补中,合以春砂仁、升麻、柴胡等升举清阳之品;针对大便溏薄之脾虚泄泻,以四君子汤健脾益气,合以葛根、防风等升清止泻之品;针对胃气不降、气滞于中之脘腹胀满、嗳气纳呆等病证,当以降为重,施以木香顺气丸、四逆散、柴胡疏肝

散等加减,以使浊气下行,胃气得降。总之,劳教授临证,重在调理脾胃,而调理的方法不拘泥于"补",而在"运"与"和",目的是使脾胃健运,升降畅通。同时,基于脏腑生克理论,劳教授还提出"调理脾胃以安五脏"和"安五脏以调脾胃"等许多具有指导意义的学术思想。

（三）注重岭南特点,擅清脾胃湿热

劳教授诊病时非常注重三因制宜,不仅重视不同体质病人的病理本质、发病特点不同,而且特别重视因时、因地制宜。岭南地处亚热带地区,濒临南海,常年高温、多湿,一年中约有 7 个月最高气温在 30℃以上,相对湿度在 70% 以上,由于具有这些地域、气候特点,外界环境中湿气与热邪相合,易成湿热之气。岭南人生活在这里,常年吸入这种湿热之气,不能及时排出体外,滞留脾胃,容易形成湿热蕴脾之证。再者,岭南人喜食肥甘厚腻之品,且平素多贪凉饮冷,内外相合,更易酿湿生热。因此,在临证中,劳教授时常告诫我们:岭南地带脾胃疾病多湿热致病,或病多夹湿,主要表现为脘腹痞满或胀痛,胸闷纳呆,头身困重,神疲肢倦,恶心呕吐,口黏口苦,大便溏薄不爽或干结,舌苔黄腻,脉滑数或濡数等症。治当祛湿以运脾,清热以防变,临证多选用藿朴夏苓汤、三仁汤等方加减。因湿性黏滞,阻滞中焦,气机运行不利,故在治疗时还应加用理气药,以调畅中焦气机,使气行湿化。劳教授善用岭南地民间草药,如布渣叶、木棉花、溪黄草、救必应、毛冬青等。此外,脾胃湿热证不仅可见于急慢性胃炎、胃十二指肠溃疡、急慢性结肠炎、胆囊炎、急慢性肝炎等消化系统病症,在其他许多内科杂病中也不少见,如上呼吸道感染、肺炎、泌尿系感染、慢性咽炎等,在治疗时除治本病外,也当兼顾清脾胃湿热。经多年临床经验的总结和验证,劳师创立了清浊安中汤,用于脾胃湿热证,常效如桴鼓。

（四）博采中西之长,拓宽治疗思路

劳教授在参透中医理论基础上,积极吸取现代科研先进成果,重视中药药理最新研究和临床疾病的病理机制,善于将辨证与辨病相结合,不断推陈出新。如慢性萎缩性胃炎伴中重度不典型增生或不完全大肠化生这一胃癌癌前病变的认识上,劳师认为其病机主要是本虚标实,本虚以气阴两虚为主,标实则有气滞、血瘀、热毒等,其病位主要在中焦脾胃,与肝密切相关。治疗上随证有益气健脾、滋养胃阴、行气疏肝、活血逐瘀、清热解毒、化痰散结、软坚消癥等不同治法,但最常见的仍以益气养阴、理气活血、清热解毒为基本治则。从西医病理角度而言,除了肠化生和不典型增生轻、中、重程度差异外,其基本病理改变是一致的。因此,劳师根据中医辨证的特点和多年的临床经验,结合现代

医学研究成果,创立了以益气养阴、清热活血为治法的胃炎消制剂,通过随机、双盲、对照的临床研究,证实其临床疗效显著。又如传统中药漏芦具有清热解毒、消痈、下乳、舒筋通脉等功效,可用于乳痈肿痛、痈疽发背、瘰疬疮毒、乳汁不通、湿痹拘挛等症。现代药理研究发现本品能促进淋巴细胞转化,提高机体免疫力,对肿瘤细胞及病毒、真菌等各种病原微生物具有明显的抑制作用。因此,劳师在治疗结肠癌、结直肠息肉时常随证加入漏芦,取得了良好的疗效。

(陈更新)

五、陈晓刚学习劳绍贤临床用药经验心得

陈晓刚主任中医师 2004 年起跟师劳绍贤教授学习,将所学印之于临床实践,卓有效验。

(一)注重小儿体质用药特点

劳教授在脾胃病理论和诊治上的学术思想及卓越贡献已众所周知,考虑到儿科,还特别注意讲解小儿脾胃疾病的认识和经验,尤其是对具体药物应用方面更有拨云见日之感。如与成人类似,功能性胃肠道疾病在儿科临床也很常见,看似无严重后果,却严重影响患儿的身心健康及其家庭的正常生活,现代医学迄今尚无理想治疗方法,是临床上的棘手难题。本病中医多可辨证为肝郁气滞、脾虚肝郁、脾胃湿热等,我既往也常因之以四逆散、痛泻要方及三仁汤等加减治之,自觉辨证尚可,但疗效总难言理想。跟师后,认真学习总结老师对此类疾病的诊治经验,结合小儿的生理病理特点,在临床上灵活化裁,取得了良好的效果。如曾治一 7 岁患儿,反复腹痛 1 年余,以上腹及脐周为主,剧烈运动或情绪激动后明显,一般数分钟后可自行缓解,偶有呕吐,无反酸,无嗳气,无发热,大便稍溏,日一行,小便调,胃纳尚佳,夜寐安;查体腹平软,全腹无明显压痛,未扪及包块,肠鸣音稍活跃;舌红苔白,脉弦滑;既往有过敏性鼻炎病史。辨证为肝郁气滞证,参考老师应用四逆散经验,书以下方:柴胡 6g,枳壳 8g,赤芍 10g,延胡索 10g,木香 6g$^{(后下)}$,紫苏梗 10g,救必应 15g,蒲公英 15g,郁金 10g,素馨花 10g,白蒺藜 10g,甘草 6g,每日 1 剂;5 剂后患儿诸症俱消,随诊半年,腹痛未再发作。

(二)诊治杂病特色

劳教授不仅是脾胃专科名医,对其他疾病的诊治也有独到之处,我对此更有切身体会。记得数年前,自己因起居不慎出现咳嗽,咳痰不爽,咽痒,流涕等症,因病情不重,初初未予重视,自服本院中药制剂复方川贝枇杷止咳露、咽

喉饮等,一周多不效,咳嗽加重,影响睡眠,遂以老师治疗风热咳嗽之方酌加数味:防风 10g,北杏 12g,桔梗 12g,鱼腥草 30g,蝉蜕 10g,薄荷 10g^(后下),百部 15g,白蒺藜 15g,车前子 15g,前胡 12g,连翘 15g,甘草 6g,每日 1 剂,3 剂后病即告瘥。后遇外地一友人,咳嗽 1 个月余,症状与前类似,服多种中西药物不效,仍书以老师之方,其返当地后自行配药,数剂而愈。

2 年前,我曾出现额部、手指多处红色斑丘疹及环形红斑,皮疹周围伴少量脱屑,瘙痒明显,皮肤科初诊为"湿疹",与口服氯雷他定,外用激素软膏及复方中药洗剂等,无明显好转,后又考虑为"神经性皮炎",对症治疗效果仍然不佳。经认真复习揣摩老师治疗荨麻疹、过敏性皮炎等病的经验,辨证为血虚夹有风热之证,在其养血祛风汤和疏风止痒方基础上加减而拟下方:生地黄 15g,赤芍 15g,当归 10g,白蒺藜 15g,白鲜皮 15g,防风 10g,荆芥 10g,薄荷 10g,蝉衣 10g,连翘 15g,土茯苓 30g,甘草 6g,每日 1 剂,5 剂后皮疹竟全部消失;之后该病曾有复发,仍以上方加减而效。

(三)临床体验

以上跟师学习后的成功案例使我认识到,之所以能做到"药到病止",除高超辨证水平外,关键在于对药物功效的精准认识。如对于咳嗽病,老师认为"咳嗽咽喉痒者多为风热,治法中应牢记疏风宣肺清热,而薄荷、白蒺藜、蝉蜕为疏风之要药。咳不起(不爽)者为肺气不宣,用前胡为佳,药后咳嗽虽有增加但咳声爽快痰易出"。这些字句看似平淡,却是临床上千锤百炼的经验之悟,让我对咳嗽病的诊治有了新的提高。再如以山栀子治烧心,石膏疗口疮,柿蒂止嗳气,龙骨、牡蛎制酸,猫爪草散结等,在临床上均非常实用。除对中药功效的传统认识外,老师也绝不墨守成规,对现代药理研究成果同样重视。如在治疗慢性胃肠疾病,老师往往用赤芍而舍白芍,其解释除以赤芍有活血效果,对久病入络者更为合适外,还因药理研究发现赤芍含芍药苷比白芍更高。又如实验表明救必应黄酮对豚鼠离体回肠有松弛作用,能拮抗乙酰胆碱引起的肠痉挛,这也是老师喜用救必应治疗腹痛(特别是伴腹泻者)的重要依据。

可以说,老师的这些观念对我的影响很大,更加认识到深入钻研中药具体功效的重要性。以白蒺藜一药为例,老师治皮疹瘙痒者用之,头痛者用之,咽痒咳嗽者亦用之,为何,《名医别录》早已有言:"主治身体风痒,头痛,咳逆……"此外,白蒺藜还能疏肝解郁止痛,现代药理研究发现其所含蒺藜皂苷能抑制炎症损伤及相关炎症因子释放,改善微循环障碍等作用。所以,除上述症状外,我对于腹痛有情志诱因或过敏体质者,也往往用之而得效。

(陈晓刚)

六、林坚学习劳绍贤治疗发热临床经验心得

在广东省人民医院从事西医工作的林坚副主任医师 2004 年起师从劳绍贤教授学习中医,随从侍诊时得以目睹劳教授治疗难治性发热病例屡获桴鼓之效,博士毕业后在工作中经常重温导师的经验并将其应用于日常临床诊疗中,常能获得较好效果。

劳教授认为,发热是临床常见症状,病因繁多,涉及病种广泛;中医有内伤与外感之分,临证应以辨证论治为核心,需细辨寒热虚实、表里阴阳;中医的六经辨证、卫气营血辨证、气血痰食、脏腑辨证各法都需全部掌握并灵活运用,才能取得较好的效果。近 1 年来我在广东省人民医院东病区门诊运用中药治疗发热患者 23 例,包括男性 12 例,女性 11 例,年龄 6 个月至 81 岁,最高体温波动于 37.3~40.0℃;西医诊断包括急性化脓性扁桃体炎、急性鼻炎、急性咽喉炎、慢性支气管炎急性发作并皮疹、肺炎、急性淋巴结炎、急性泌尿道感染、急性肠炎、亚急性甲状腺炎等,中医证候属风热、风寒在表、少阳经病、暑湿泄泻、肝胆湿热、痰热壅肺,分别用过小柴胡汤、升降散、千金苇茎汤、香薷饮、蒿芩清胆汤,还有劳教授的经验方三叶止咳汤、连葛救火汤、薄荷蒺藜汤、白薇土茵陈汤,常能在 2~3 天退热;并从中体会到劳教授常常强调"在辨证论治基础上中西合参,病证结合"的思想。劳教授强调针对疾病特点再选用专病专药加入是非常重要的举措,如扁桃体炎重用肿节风清热解毒凉血散结;咳嗽选用鱼腥草、毛冬青清肺祛痰;肝炎转氨酶升高重用溪黄草、田基黄;泌尿系感染加漏芦、荠菜;胃肠炎症重用救必应;病情严重者必要时也不排除使用西药,中西医互补。

劳教授使用白薇土茵陈汤治疗湿热所致发热不退确有奇效。诊断要点是发热兼舌苔黄腻。该方由白薇、土茵陈、黄芩、草果、茯苓、甘草等组成。白薇能透湿中之热,土茵陈清热中之湿,黄芩清热祛湿、茯苓渗湿运脾,生甘草解毒、调和诸药。临床运用中可根据病种、症状适当加减。现将劳教授治疗案例 2 则介绍如下,供大家参考。

外感发热案:王某,女,63 岁,曾在深圳某区医院住院治疗 3 周,血液常规显示:白细胞总数 3.8×10^9/L,淋巴细胞百分比稍升高,血清转氨酶升高,乙肝两对半检测均为阴性,大小便常规、胸透心肺及肝、胆、脾、肾 B 超均未见异常。经静脉点滴先锋霉素抗炎治疗,体温未见明显降低,波动在 39~40℃;住院期

间血培养未见异常,曾怀疑为疟疾采用抗疟治疗3天,未见体温改变,而于2003年2月18日求治于劳教授。来诊症见:畏寒发热、纳差月余,伴恶风、身困乏力、胸闷纳呆、便溏尿黄,舌红苔黄腻,脉濡数;辨"风温夹湿",处方如下:连翘15g,银花15g,板蓝根30g,黄芩15g,滑石30g,草果12g,土茵陈30g,薄荷10g^(后下),川朴12g,法夏12g,茯苓15g,甘草6g;患者服用3天后体温降低至38℃,5天后体温完全恢复正常。继续服用上方1周,未见复发。此案发病正值国内"非典"流行期间,经各项检查排除"非典"诊断,在西医难以确诊之时,以中医辨证论治是最佳治法。风温发热若夹湿邪,湿热相合则病势缠绵,叶天士云"或透风于热外,或渗湿于热下,不与热相搏,势必孤矣"是治热邪夹风、夹湿而不解之法。本验案取白薇土茵陈汤加味清解湿热,其中重用土茵陈透热中之湿,清湿中之热,连翘、银花以疏解风热;黄芩、滑石清热祛湿,再佐草果芳香透湿,以上组方正合叶氏之"透风于热外,渗湿于热下"之意,遂久热得以治愈。

急性扁桃体炎发热案:李某,男,81岁,2013年5月17日因咽痛、高热寒战2天来诊,自测体温39.7℃,述热退后复再发,曾自服中成药与消炎药无好转;伴恶心欲呕、全身痛、干咳少痰,大便正常;本院查血常规:白细胞计数$11.86×10^9$/L,中性粒细胞百分比80.6%,尿常规、急诊血生化、胸部正侧位X线片均正常,未见疟原虫。查体咽充血、双扁桃体Ⅱ度肿大,可见滤泡但未见脓点;双肺、心脏、腹部体征正常,舌边红苔白黄浊腻,脉弦细数;辨为少阳病兼湿热证,处方如下:柴胡10g,黄芩15g,青蒿20g^(后下),白薇10g,土茵陈30g,茯苓30g,豨莶草30g,蝉蜕10g,生地10g,牛蒡子10g,木蝴蝶10g,西青果10g,柿蒂20g,甘草5g。水煎服,共3剂。7天后来诊诉服头剂药后呕吐1次即觉全身舒坦,服药次日热已退至37.6℃,服完3剂热即退至正常,其后诸证悉愈。近年来随诊亦未再复发。此案患者年老体衰,正气虚弱,外感风湿热邪,聚于咽喉发为咽痛;而全身之邪在少阳,正邪相争,寒热往来,身痛欲呕,舌边红苔白黄浊腻,脉弦细数属少阳病兼湿热证;方选小柴胡汤合白薇土茵陈汤加减以和解少阳清热祛湿。药用柴胡、黄芩、青蒿和解少阳透邪外出而为君;白薇透邪退热,土茵陈透热中之湿、清湿中之热合而为臣;蝉蜕、生地、牛蒡子、木蝴蝶、青果清热解毒利咽,茯苓健脾祛湿,豨莶草清热解毒、通经活络,柿蒂降逆止呕共为佐,甘草调和诸药为使。故患者药后因吐而使邪有去路,续服药则湿热得以分消,病去人安而获效。

(林坚)

七、杨胜兰学习劳绍贤诊治难治性胃脘痛经验心得

胃脘痛是指肚脐以上、剑突下发生疼痛为主要症状的病证,多见于西医病症中的急性胃炎、慢性胃炎、消化性溃疡、胃黏膜脱垂、胃扭转、胃癌,以及胃大部分切除后吻合口炎、残胃炎等病。劳教授应用中医药诊治难治性胃脘痛独具优势,杨胜兰教授2013年起随劳绍贤教授临诊,受益颇深。

(一)对难治性胃脘痛病因病机的认识

1. **形成原因**　饮食不节,如暴饮暴食,过食膏粱厚味,烟、酒、茶、药物等;情志不畅如紧张、抑郁;寒邪、湿热之邪侵袭;体质因素。

2. **发生机制**　脾胃为后天之本,气血生化之源。其功能特点主要集中于升与降。脾主运化,布化精微而升清;胃主受纳,腐熟水谷而主降浊。脾升则健,胃降则和。胃痛乃因气机不畅,郁滞不行而发生疼痛。胃为水谷之海,以通为用,以降为顺,降则和,不降则滞,反升为逆,通降是胃的生理特点的集中体现,不通则痛。胃失和降,脾亦从而不运,一旦气机壅滞,则水反为湿,谷反为滞,血反为瘀,即可形成气滞、血瘀、湿阻、食积、痰结、火郁等种种胃痛。

(二)四诊合参、辨证论治

1. **辨证要点**　寒为暴痛,常伴口淡喜温;气滞为胀痛,走窜无定处;瘀有定处;虚则绵绵作痛,喜按;热痛多急伴口苦口干便秘。

2. **辨舌**　中医理论认为"诊断之道,欲知其内者,当观乎外,侦察于外者,斯知其内,盖有于内者,若不内外相参而欲断其病势之逆顺,不可得也"。因此,舌诊中有"舌为胃之镜"之说,即胃的生理功能、病理变化和疾病状态可以在舌上反映出来;观察舌象的变化,可以诊断胃部疾病。舌诊在诊治难治性胃脘痛中十分重要,劳绍贤教授认为舌质淡红苔净为正常。若有症状,或有薄白苔者多为肝胃不和;舌边红苔黄兼口苦口干者为胃热或肝郁化火;舌苔黄腻为脾胃湿热,有一分腻苔就有一分湿;舌质淡,白腻厚苔者为寒湿;舌质淡,有腐苔者,为脾虚有湿;舌质淡为虚,舌体淡胖有齿印为脾虚;舌质淡黄苔,或见口干者为脾虚胃热;舌质淡胖苔白润,口淡或口泛清水者为脾胃虚寒;舌淡胖嫩微红少苔或舌有裂纹或有剥苔为脾阴虚;舌淡黯红或淡黯,或舌下静脉粗大色黯者为血瘀。

3. **临床诊治**　基于在临床中对本病的观察、总结和思考,劳绍贤教授对难治性胃脘痛患者提出初步的辨证和治疗方案如下。辨证分为肝胃不和证、脾胃湿热证、脾虚气滞证(兼胃热、肝郁、湿热、胃寒)和脾胃阴虚(气阴不足)

证四型。基本治法是运脾和胃、升降相需,理气活血、清热散结。

(1)肝胃不和证:患者表现为胃脘胀痛,痛窜两胁,嗳气痛减,嘈杂吞酸,排便不畅,善喜叹息;治以疏肝解郁,清热化瘀,方选四逆散加味。临床常用药物:柴胡10g,赤芍10~12g,枳壳10~12g,木香10g^(后下),苏梗15g,陈皮10g,延胡索15g,郁金15g,蒲公英30g,甘草6g;嗳气、反酸加柿蒂15~30g;溃疡病或糜烂性胃炎加制酸药物,如煅瓦楞、海螵蛸,或用左金丸;大便不畅者,加台乌、大腹皮;便秘加槟榔,重用赤芍、枳壳,兼口干加知母;情志不畅加甘松、合欢皮;兼脾虚者加党参。

(2)脾胃湿热证:患者表现为脘腹胀痞、纳食呆滞、口苦口臭、大便溏滞不爽,可伴胸闷、口渴不饮、肢体困重、恶心,舌淡红或红、苔黄厚腻,脉弦滑或滑数。病因病机:外湿:湿热入侵机体,内伤脾胃,运化失职;内湿:①膏粱厚味,饮酒嗜茶成癖,酿成湿热,内蕴脾胃;②体质属湿热类型,发病易呈脾胃湿热证候;③某些药物的不良反应。因湿邪黏腻,留滞难除,热恋湿留,蕴久生毒生瘀,毒瘀互结,病变由生。故脾胃运化失职,升降失常,中焦气机受阻,呈现脾胃湿热证。

"热自湿中而生,当以湿为本治""热从湿中而起,湿不去热不除"《叶氏医案存真》,就是强调脾胃湿热证当分解湿热,重在治湿;调理脾胃,通达气机,气化则湿易化。对难治性胃脘痛脾胃湿热证以清热化湿、理气和胃、祛湿清热、理脾和胃为治疗原则。方选劳氏清浊安中汤,常用药:石菖蒲15g,川朴10~15g,法夏10~15g,茯苓15~30g,苏梗15g,木香10g^(后下),陈皮10g,黄芩15g,郁金15g,延胡索15g,谷芽30g。舌苔厚腻者,是脾胃湿热证诊断中最重要的指标,加白蔻仁10g^(后下)或佩兰10~15g;上腹胀者加枳壳15g,大腹皮15g;疼痛较重者加救必应20~30g,或两面针15g;恶心加生姜3片;肠鸣加麦芽30g,干姜5~10g;大便不畅加台乌10~15g;便秘,去茯苓加地榆15~20g或槐花15g或绵茵陈15~30g;嗳气加柿蒂15~30g;烧心,加山栀子10g。

(3)脾虚气滞证:饮食不节、劳倦过度或诸邪犯胃、久病不愈皆可使脾失健运、胃失和降而致胃脘痛;劳教授治以健脾和胃、理气宽中,常选香砂六君汤加减,药物如下:党参15~30g,白术10~15g,茯苓15g,木香10g^(后下),砂仁10g^(后下),陈皮10g,法夏10~15g,苏梗15g,延胡索15g,郁金15g,甘草6g。兼胃热者加蒲公英30g;胃寒者加用高良姜15g,干姜10g;兼肝郁者,加甘松10g,合欢皮15g或素馨花10g;中气下陷(胃下垂或脱肛),先治标后治本,或标本兼顾,补中益气汤加减;或者先治脾胃湿热,或先治肝气郁结,待症状改善后再用补中益气汤治本。

此型患者有脾胃虚损之证,气机不运,饮食不消,劳教授认为虚中必夹实滞,不应一味滋补而使脾胃呆滞,强调"补中兼疏"。方中党参为君,补益脾气,白术以祛湿达脾之用,茯苓亦非纯补之品,而是渗湿而健脾,湿祛而脾运自建,是为补也。

(4)脾胃阴虚证:患者症见胃脘隐痛,喜按,或痞满纳呆,口干少饮,大便溏或大便干,体倦乏力,舌质淡嫩少苔,脉细;治以健脾养阴、理气和胃之法,常用药如:太子参(党参)30g,怀山药15g,黄精15g,石斛15g,佛手12g,赤芍10g,枳壳10g,郁金15g,延胡索15g,甘草6g。烧心加山栀子10g;痞满加薄荷10~15g,同煎;腹胀:加大腹皮15g;失眠加百合30g,熟枣仁30g;肠上皮化生、不典型增生者加莪术15g,半枝莲30g;疲乏加仙鹤草30g。

对于此型患者用滋阴之法,劳教授认为可效法叶桂云"甘平或甘凉濡润以养胃阴,待津液来复使之通降"。滋阴之味,当以行气之味以助其通降,故用佛手理气解郁,还可选用丹参、赤芍、郁金活血化瘀以助阴液来复。

(三)结合胃黏膜病变特点择优用药

辨证与辨病相结合,是提高难治性胃脘痛疗效的重要途径。在辨证的基础上,结合对具体疾病病理的深入研究,有的放矢,辨证用药结合辨病用药,二者相得益彰。胃黏膜充血水肿、皱襞形成、消化性溃疡加入清热解毒、活血化瘀中药,如蒲公英、丹参、田七之类;胃溃疡、胃癌术后、吻合口溃疡、多发性胃息肉、胃黏膜重度肠化、不典型增生者,可选用白花蛇舌草、半枝莲、肿节风、莪术、姜黄之类,清热解毒、活血散结;壶腹部溃疡胃酸分泌高,虽没有反酸症状,可配伍制酸药;糜烂性胃炎虽胃酸分泌属正常水平,但适当使用制酸药有助于糜烂的改善;单纯浅表性胃炎虽有反酸,可不用制酸药,应加用柿蒂、陈皮、法夏、生姜等和胃降逆之品。祛湿清热、理脾和胃的中药复方结合胃黏膜病变特点,病证结合,中西合参,优势互补,是提高疗效的重要思路和方法。

(四)常用止痛药物

劳教授认为任何证候的上腹疼痛均可用延胡索;气郁胀痛可选用枳壳、厚朴、香附等;窜痛和痉挛性疼痛,选用白芍、甘草、厚朴等;烧心痛选用海螵蛸、煅瓦楞子、山栀子;有瘀血之胃痛可选用延胡索、乳香、没药、生蒲黄、五灵脂等;中寒胃痛可选用高良姜、肉桂、丁香、小茴香等。

(杨胜兰)

八、张志敏学习劳绍贤诊治脾胃病经验心得体会

劳绍贤教授临床对于脾胃病的诊治有其独特的经验和体会,张志敏主任医师为"国家中医药管理局第三批中医优秀临床人才"研修项目学员,2012年起定期跟师劳绍贤教授门诊。

(一)独创"证为本、病为枢、症为标"诊疗体系

《黄帝内经》以"天人合一"之论,确立了中医理论体系的整体思维的核心体系;东汉张仲景在继承前人学术思想的基础上,以六经传变论治伤寒,以"病脉证并治"论治杂病;劳教授首倡"证为本、病为枢、症为标"的现代中医学临证思维。症状是疾病的临床表现,也是疾病外在的征象,是诊断疾病的重要线索,也是患者最关心的"病"痛。症状无好转或改善,即使证候、病的变化趋向好转,却同样不能为患者所认可。可见在治病过程中,症状治疗的重要,也即"急则治标"的具体体现。"证为本"是指治疗必求其本,证是疾病的根本矛盾,是症状、体征、病因、病位、疾病转归的综合总结,是疾病在某阶段的共性和总结,证是疾病治疗选方用药的基石。证与症既是一个标与本的关系,症状是疾病的外在表现,可司外揣内,取类比象,这是中医辨证的特色。辨证论治则是通过现象"症状",找到疾病在某一阶段的"证"本质,并以此为据,确立治疗的原则和具体方法。"病为枢"是指不同的疾病用不同的辨证方法,辨证要结合疾病的特点,专病配伍专药;"症为标"是指急则治其标;疾病的诊断则从根本上把握疾病的疗程以及预后判断。

临床时根据标本缓急,把证和症、内在和外在、疾病的共性和特殊性紧密地相连。辨证不忘辨病,辨病不忘辨症,辨症不忘辨证。把药物放在君、臣、佐、使不同的位置以组方,做到证、病、症三者兼顾,分清主次,合理配伍。劳教授在治疗脾胃病的过程中,首先是谨守病机,辨证论治。其次,在辨证基础上,结合具体疾病和病理情况,辨证、辨病结合用药,针对症与病来取舍药物,其处方治疗仍不离根本,即万变不离其宗。"证为本、病为枢、症为标"的思想确立,不仅是劳师在脾胃病治疗的体会,更是其学术思想确立的重要标志。

(二)诊疗细微,独具匠心,衷中参西

劳教授临证之时,诊疗细微,匠心独具,每每遇到疑难杂症,则通过大量循证医学资料,结合个人临床经验,以便做出更适合的诊疗方案。在脾胃病诊治过程中,劳师非常重视细节。从管理学的角度上讲,细节决定成败。而中医学强调在疾病表现林林总总,证候错杂难辨之时,有"独处藏奸"之说。而劳师

则诊断过程中,一方面重视病家舌象的变化,另一方面对腹诊也非常重视。虽然,有人认为中医诊断尤其是对疼痛部位的诊断经常马马虎虎,不是十分准确,但劳师以《灵枢·胀论》之论为依据"脏腑之在胸胁腹里之内也,若匣匮之藏禁器也,各有次舍,异名而同处,一域之中,其气各异"。故在腹痛的诊断过程中,围绕病人主诉,进行详细的腹部检查,对有触痛、压痛以及反跳痛等处,均在病案中详细用简单而明晰的图形描绘,一确定病位,判断所属之脏腑定位。可谓图文并茂。而对有肛肠疾病的患者,劳师则亲自行肛门指检,以鉴别出血之先后、善恶,结合结肠镜检查,进行综合判断。

根据疾病性质的不同,劳师在某些疑难病的诊疗过程中,推崇衷中参西。本着以"病人为本"的理念,对结核病、肿瘤病等的治疗坚持衷中参西,中西结合。尽管很多病人知道,劳师之经验丰富,用药独到,疗效非常,所以经常会说"坚持不用西药,全靠您的中药啦!"劳师针对这种病人的实际情况,结合文献报道,动之以情,晓之以理,劝说病人,不要固执己见,以免耽搁延误病情。尤其是对肿瘤患者,不能因为中药在有些方面可以暂时缓解症状,而忽视现代医学的整体治疗的优势所在。对于这些疑难危重病人,无论是诊断,还是治疗,劳师都会强调,要"衷中参西",绝不可"轻许无事"。

(三)因地制宜,善用岭南道地药材

岭南药材属于地方地道药材,如救必应、广木香、陈皮、木棉花、独脚金等其使用比较局限在岭南地区,而对于非岭南的行医人来说,有效应用岭南药材是有一定困难的。毕竟,《中药学》教材和许多本草书籍中记载不多,更主要的是,从心理上,在经方或时方的基础上,加用一些岭南药材,是否会有不伦不类的嫌疑呢?而劳绍贤教授有效应用岭南道地药材的经验,帮助我解决了多年来的思想难题。在临床用药的过程中,劳师在辨证论治的同时,更加重视对岭南道地药材的有效运用。俗话说,一方水土养一方人。而岭南特殊的地理气候和人们的生活习惯与北方有着明显的差异。故在临床用药,劳师基于对《素问·异法方宜论》的深刻认识,本着中医最基本"三因制宜"的思想,将对辨证论治与临床有效应用岭南地方药有机结合起来,确实提高了临床疗效。追溯《神农本草经》中药的临床应用的理论,似乎并非依靠药物的配伍,而是专病专方,这为我们今后对地区道地药材的有效应用提供了很好的思路。

结合多年的临床经验,劳师总结出一些独特的岭南用药体会。如应用独脚金治疗积滞,救必应治疗胃痛,肿节风治疗关节痹痛,火炭母治疗腹泻,布渣叶治疗小儿消化不良,木棉花、鸡蛋花祛湿等。劳师认为在辨证论治基础上灵

活加减,有效应用岭南地方药材,确实提高临床疗效。此也《黄帝内经》三因制宜、异法方宜在临床中的最好体现。

(张志敏)

第二节 劳绍贤教授师承链下主要弟子成就列举

一、胡玲

胡玲,女,贵州省黔西县人,医学博士,教授,广州中医药大学学术委员会委员、脾胃研究所第 3 任所长、博士研究生导师,国家"双一流"重点学科——中医内科学(脾胃方向)和国家中医药管理局"脾胃病脾虚证候"重点研究室学术带头人,"中加联合脾胃病研究中心"国际研究平台和"北上广脾胃研究学术联盟"广州负责人;国家中医药管理局"劳绍贤全国名老中医传承工作室"负责人,2013 年获国家中医药管理局"优秀学术继承人"和"优秀论文"2 项奖励,为新南方教学奖励基金"优秀教师";兼任中国中西医结合学会消化专业委员会常委;中华中医药学会脾胃病分会常委;世界中医药联合会消化专业委员会常务理事;中国医师协会中西医结合分会消化专家委员会常委;中国中医药研究促进会消化整合医学分会常委;广东省中医药学会消化专业委员会副主委;国家科学技术奖励和教育部高等院校科学技术成果以及国家自然科学基金、教育部高等院校博士点基金和广东省自然科学基金评审专家。《中国中西医结合消化杂志》《广州中医药大学学报》编委;担任 BMC Complementary and Alternative Medicine(IF:2.479)和 Evidence-based Complementary and Alternative Medicine(IF:1.984)SCI 杂志审稿人以及 CSCD 期刊《中国中西医结合杂志》《中华中医药杂志》《中药新药与临床药理》特邀审稿专家。

1995 年起师从于全国著名老中医专家与岭南名医劳绍贤教授,是劳教授博士开门大弟子。24 年多来在劳绍贤教授的影响和带领下,从事脾胃虚实病证辨治规律及其病理本质研究,尤其在诊治岭南特色脾胃湿热证、慢性疲劳综合征、顽固性便秘、复发性口疮、溃疡性结肠炎和萎缩性胃炎、胃癌癌前病变、胃肠息肉有独到见解,在国内同领域具有一定的学术地位和影响力。主持国家自然科学基金 3 项、广东省华南中医药协同创新中心-"脾胃病证创新研究团队"2 项等国家和省部级课题 14 项;继承了劳绍贤教授脾胃虚实证候研究方向,并针对具有岭南特色脾胃湿热病证、中医药防治胃癌癌前病变、胃肠息肉和 Hp 相关胃病进行系列探讨,获广州中医药大学科学技术一、二等奖共 2 项。公开发表学术论文 100 余篇(SCI 收录 23 篇),主编《劳绍贤医学文选》专著 1 部。参编专著 6 部。作为负责人之一对中国中西医结合学会"胃肠疾病中医证候评分表"重新修订;2016 年负责完成中国科协中西医结合消化学科之"病证结合动物模型研究及相关问题"专题报告,以及中华中医药学会新一轮"脾虚证中医诊疗专家共识意见 2017"、中国中西医结合学会首次"慢性非萎缩性胃炎中西医诊疗专家共识意见 2017" 3 项全国行业内学科发展专题报告和诊疗标准制订;作为全国脾虚证研究领域代言人之一,2018 年第一执笔完成建国来国家"十三五"巨著《中国中医药重大理论传承创新典藏》之"脾虚理论及其应用"专题。善于将脾胃病诊治体会和研究成果进行总结,主编广州中医药大学校内研究生教材《脾胃病证诊治进展》并担任主讲的特色课程,多年来深受该校校内、外和来自澳大利亚、加拿大、马来西亚、香港、澳门、台湾研究生以及美国、印尼等外籍留学生的欢迎。已指导硕、博士研究生 40 名;并协助劳教授指导博士研究生 10 余名。

二、唐纯志

唐纯志,男,湖南常德人,医学博士,教授、博士研究生导师,1996 年起师从于劳绍贤教授;现任广州中医药大学针灸康复学院院长、华南针灸研究中心副主任,教授,博士研究生导师;兼任中国针灸学会实验针灸学分会理事、中国针灸学会脑病科学委员会委员、广东省针灸学会常务理事、广东省针灸学会实验分会副主任委员,《中华医学实践杂志》编委;主要从事针灸治病机制的研究,包括针灸治疗脑病、变态反应性疾病及针灸抗应激损伤的作用机制研究,主持国家科技部"973 计划"课题、子课题和国家自然基金面上项目各 1 项,参与广东省科技厅团队项目、卫生部、教育部等课题 3 项,副主编全国统编教材 2 部,2019 年获国家科技进步奖二等奖 1 项(排名第 5),并获省部级科技进步奖 3 项,在国内外专业杂志上发表学术论文 50 余篇,其中 SCI 论文 10 篇。

三、冯春霞

女,河南人,医学博士,副主任中医师;1997 年起师从于全国著名老中医和岭南名医劳绍贤教授,在劳教授的精心培养下,2000 年圆满完成了博士论文《脾胃湿热证与 Hp 的相关研究》,同时随导师日常门诊学习,对劳教授治疗脾胃病经验深有体会;目前工作于深圳市中医院脾胃病科,擅长胃肠镜检查及内镜下治疗,超声内镜、胶囊内镜检查,对炎症性肠病、慢性萎缩性胃炎的中西医结合治疗具有一定的经验。

四、常东

常东,男,江西人,医学博士,主任医师,专业技术七级(副师级);1998起师从于劳绍贤教授;现任武警边防部队总医院军人治疗中心主任,享受公安部特殊人才津贴,多次获得公安部边防局优秀人才津贴二、三等奖;2008年参加武警边防部队玉树抗震救灾医疗队,并荣立公安部个人三等功;兼任公安部现役部队高级专业技术资格评审委员会委员,中国医促会胃病专业委员会委员,中国中医药学会亚健康专业委员会委员,广东省中西医结合学会亚健康专业委员会常委,广东省肝脏病学会中医药专业委员会常委。主持广东省中医药局"大肠湿热型溃疡性结肠炎与防御素、IL-8表达及溃结灵的干预作用""抑肝扶脾清热利湿法治疗广东地区腹泻型肠易激综合征的临床研究"以及深圳市科技计划"胃癌癌前病变的相关基因表达及胃炎消作用机制研究""肠易激综合征脾胃虚实证病理生理学特征的研究""溃疡性结肠炎与Toll-like受体及溃结灵的干预作用"厅局、市级科研课题多项,发表学术论文20篇,参与编写专著5部,获省市科技成果奖多次,学术成果应用于本专业领域产生一定影响。

五、欧阳宏

欧阳宏,男,云南人,医学博士,1996年起师从于劳绍贤教授,1999年和2002年分别获广州中医药大学中西医结合临床硕士、博士学位,参与广州中医药大学脾胃研究所脾胃湿热证候诊断标准的研究。毕业后至浙江杭州行医,并于2002年底进入浙江大学医学院博士后工作站从事天然药物干预酒精性肝病的研究,期间在浙江省第一医院深入学习消化内镜诊断和治疗;出站后由临安人民医院引进至消化内科工作至今,历任消化内科副主任、主任和内镜中心主任;2009年赴德国美因兹约翰内斯古腾伯格大学交叉内镜中心深造,学习显微内镜。长期从事消化道肿瘤预防及癌前疾病的综合诊治工作;内镜诊治技艺高超,开展了大量复杂内镜下的治疗,在当地推广内镜胃、肠癌的防治,得到广泛的社会认可。由于工作成绩突出,2010年被授予临安市十大科技创新人才称号;2012年入选杭州市人大代表、临安市政协委员。

六、张诗军

张诗军,男,湖北人,医学博士,教授、主任医师,中西医结合临床博士研究生导师;2000年起师从于劳绍贤教授,临床主要对劳教授从脾论治肝病有较好发挥;现任中山大学附属第一医院中医科副主任;兼任中国中西医结合学会理事,世界中医药联合会体质专业委员会理事,广东省中西医结合学会副会长、亚健康专业委员会主任委员,广东省中医药学会肝病专业委员会副主任委员、心理专业委员会副主任委员,广东省肝脏病学会肿瘤康复专业委员会副主任委员;*World Journal of Hepatology*、《中药材》编委;德国杜伊斯堡-埃森大学医学院访问学者。临床主要从事胃肠肝胆道疾病、肿瘤等疾病的防治。主持国家自然科学基金2项、国家“十一五”科技重大专项子课题等各级基金10项;发表科研论文30余篇,其中SCI收录论文10篇;获广东省科技进步三等奖2项(排名第一),获国家发明专利1项。

七、付肖岩

付肖岩,男,福建人,医学博士,主任中医师,2000年起师从于劳绍贤教授;现工作于福建中医药大学附属福建省第二人民医院,主任医师、硕士生导师,任消化内镜室主任、脾胃病专科副主任;兼任中华中医药学会全国脾胃病分会委员,福建省中医药学会脾胃病专业委员会常委,福建省医学会消化内镜学分会第四届委员会委员及消化内镜学分会ERCP学组委员。曾在上海、广州等多家单位进修学习消化内镜诊疗技术,近10年来已经独立完成胃、肠和十二指肠镜(ERCP)及超声内镜诊治3万余例次,致力于内镜下消化道肿瘤的早期诊治,熟练掌握了内镜下黏膜切除(EMR)和黏膜剥离术(ESD)治疗早期癌及癌前病变,主要致力于消化道肿瘤(胃、肠)的早期诊断及内镜下治疗以及消化系统常见疾病的中西医结合治疗,承担福建省自然科学基金一项。

八、陈更新

陈更新,男,安徽人,医学博士,主任中医师,2001年起师从于劳绍贤教授,硕士研究生导师;现在广东省中医院工作,任新药开发中心主任;兼任广东省中西医结合学会亚健康专业委员会委员,广东省肝脏病学会中医药学专业委员会委员,国家和广东省自然科学基金以及广州市知识产权局专利奖评审专家;主要从事中医药防治消化道肿瘤的临床和基础研究;先后主持国家自然科学基金项目"miRNA 介导中药对胃癌细胞增殖和凋亡调控作用的研究"1 项、广东省自然科学基金"胃癌 SGC-7901 细胞水通道蛋白的表达及中药干预"1 项以及广东省科技计划项目和广州市科技攻关计划项目各 1 项,参与国家、省部级课题 10 项;2009 年获广州中医药大学科技进步二等奖 1 项,先后承担新药开发项目 13 个,获得 6 项新药临床批件和 7 项新药发明专利,转让新药项目 8 项,总转让金额达 2 000 多万元;发表论文 30 余篇,参编专著 2 部。

九、吕冠华

吕冠华,男,辽宁人,医学博士、中医学博士后,主任医师、教授,硕士研究生导师;2001 年师从于劳绍贤教授,现任辽宁中医药大学附属二院脾胃肝胆病科科主任,主要从事经方治疗消化系统疾病的临床经验总结及中医药治疗胃肠病的作用机制研究;兼任中国中西医结合学会消化系统疾病专业委员会委员,辽宁省中医药学会中医经典与临床专业委员会主任委员,辽宁省中医药学会脾胃病专业委员会副主委;主持"健脾清热化瘀法对大鼠实验性胃溃疡愈合质量的影响及作用机制探讨""健脾调肝温肾方治疗腹泻型肠易激综合征作用机制研究"及"中药溃结方防治溃疡性结肠炎慢性复发的机制研究"省厅级课题 3 项,发表论文 22 篇,参编专著 3 部。

十、江月斐

江月斐,女,福建人,医学博士,副教授、硕士研究生导师;2001 年起师从于劳绍贤教授从事脾胃湿热证胃肠微生态的研究;毕业后就职于福建中医药大学从事《金匮要略》教学工作,并在福建中医药大学附属第二人民医院内科进行门诊临床工作,曾主持省级课题三项及厅级课题一项,发表论文 10 余篇。

十一、韦嵩

韦嵩,男,医学博士,副主任医师,2002 年师从于劳绍贤教授,现为中国人民解放军南部战区总医院中医院院长,硕士研究生导师;兼任广东省针灸学会经筋及针刀专业委员会主任委员,世界中医药学会联合会中医手法专业委员会理事,广东省中医药学会风湿病专业委员会常委以及广东省针灸学会常务理事。近年来主持广东省科技厅-广东省中医药科学院联合科研专项"微创针刀镜诊治类风湿性关节炎标准化及产业化研究"和广东省科技计划重点项目"类风湿治疗系统标准化及产业化研究";2011 年"顽痹的中医内外兼治疗疗法临床与实验研究"获广东省科技进步奖二等奖,"升清降浊法治疗功能性消化不良肝郁脾虚证的临床研究及机制探讨"获中国中西医结合学会科学技术奖,发表论文 10 余篇。

十二、李合国

李合国,男,河南人,医学博士,主任医师、教授、硕士研导师,2003 年起师从劳绍贤教授;现为河南中医学院第一附属医院消化科副主任,主持消化二区工作;兼任中国中医药学会河南中医、中西医结合脾胃病专业委员会委员,郑州市中医药学会内科副主委,河南省重点学科学术带头人,全国名老中医学术继承人,中医临床优秀人才;先后跟师国医大师李振华教授,北京中医院全国名老中医李乾构教授和经方名老中医河南中医学院李发枝教授,并兼任国医大师李振华教授研究室秘书。从医近 30 年,一直从事消化内科医教研工作,以中医药防治脾胃病为研究方向,擅长于脾胃肝胆胰疾病及某些疑难杂症治疗(消化性溃疡、萎缩性胃炎、溃疡性结肠炎、慢性胃炎、功能性胃肠病、肝炎、肝硬化、胰腺炎、胆囊结石、胆囊炎、胆囊息肉等)和胃肠镜下诊治技术。主持院内课题和学院博士启动资金课题及河南省中管局课题各一项,参加国家"十一五"支撑计划项目两项,获科技成果奖 6 项,发表学术论文近 30 篇,出版专著 40 余部,其中主编 2 部,副主编 14 部,余为编委。

十三、梅武轩

梅武轩,男,湖北人,医学博士,教授、主任医师,2003 年起师从于劳绍贤教授,主要参与脾胃湿热病证的研究;现为湖北科技学院临床医学院副院长,武汉大学兼职硕士生导师,咸宁市内科学会委员、消化分会常委;曾赴首都医科大学友谊医院做高级访问学者。主要从事中西医结合消化疾病的研究,主持湖北省自然科学基金面上项目"健脾活血中药对胃酸反跳的干预作用及分子机制研究"、湖北省教育厅中青年项目"基于 OCT 技术的大鼠胃溃疡愈合质量的在体动态研究"、湖北省教育厅重点项目"从 wnt 信号通路探讨乳香提取物提高溃疡愈合质量机制"以及湖北省卫生厅中西医结合科研项目"从原位再生途径探讨乳香消肿生肌的作用机制"省厅级课题 4 项。2006 年博士研究生期间获香港求是基金会"求是研究生奖学金",2008 年"慢性浅表性胃炎脾胃湿热证与胃黏膜水通道蛋白 3、4 基因表达的相关性研究"获湖北省第十二届优秀学术论文三等奖;发表论文 20 余篇。

十四、马剑颖

马剑颖,女,山西人,医学博士,副教授,出身于中医世家,2003 年起师从于劳绍贤教授,主要参与脾胃湿热病证的研究;2006 年博士毕业后,就职于南方医科大学中医药学院从事中医临床和教学工作,为第五批全国名老中医专家学术经验继承人;2014 年加入香港浸会大学中医药学院临床部,主力从事中医消化系统疾病的临床及研究工作。参加国家及省、部级科研项目 8 项,发表学术论文 20 篇。

十五、陈晓刚

陈晓刚,男,广东省人,医学博士,主任中医师、博士生导师。1998 年毕业于广州中医药大学中医学七年制专业,获儿科学硕士学位;2004 年起师从于劳绍贤教授,获中西医结合临床博士学位;现在广州中医药大学第一附属医院从事中医儿科专业的临床、教学及科研工作 16 年,为儿科专业后备学科带头人;擅长儿童发育与行为障碍及消化道、呼吸道等疾病的中西医诊治。曾承担《中医儿科学》《中西医结合儿科学》《儿童神经精神与营养性疾病》课堂教学及实习医师临床带教、中医儿科专科医师的培训工作;先后主持及参加 10 余项各级课题研究,在学术刊物上公开发表论文 30 多篇,参与撰写论著 1 部。

十六、林坚

林坚,女,广东人,医学博士,副主任医师;暨南大学医学院医疗系读本科毕业和研究生院生理学硕士毕业;2004 年起师从于劳绍贤教授并开始学习中医,2007 年获博士学位;现在广东省人民医院老年病研究所门诊部从事中西医结合的临床工作,对劳教授用中医药治疗脾胃疾病和杂病有较深体会,主持完成广东省中医药局"益气化痰清毒方对糖尿病性冠心病巨噬细胞移动抑制因子的影响"课题 1 项;多次获广东省卫生厅和省人民医院"优秀共产党员",并多次获广东省人民医院"门诊之星"称号。

十七、杨俭勤

杨俭勤,女,江西人,医学博士、博士后,主治医师;2005 年起师从于劳绍贤教授攻读博士学位;毕业后在中国中医科学院进行博士后研究工作,合作教授为西苑医院院长唐旭东教授;在唐旭东教授指导下,自 2008 年起参与负责中法合作项目中药复方制剂治疗肠易激综合征植物药研发项目的申报以及实施;2010年赴香港浸会大学访学,受邀参与"中药复方对痛感超敏大鼠的作用机制的研究"工作。博士后出站后,就职于中国中医科学院望京医院脾胃病科魏玮教授团队,从事中西医结合防治消化系统疾病临床和科研工作;现主持国家自然科学青年基金等课题多项,为该院中西医结合临床重点学科后备学科带头人、京津冀中西医结合青年人才培养"晨曦60"计划培养人才,北京市中医药学会脾胃病专业委员会第一届青年委员。从事临床工作以来,一直秉承劳教授、唐教授和魏教授的脾胃病学术经验,躬身临床,在对慢性萎缩性胃炎的转归防治、功能性胃肠病、炎症性肠病、中医药诊治肝病方面有一定心得。

十八、崔娜娟

崔娜娟,女,河北人,医学博士,主治医师;2005年始师从劳绍贤教授攻读博士学位,学习并对劳绍贤教授中医临床经验尤其胃肠疾病的治疗有所心得;曾从事 Hp 相关慢性胃炎的研究工作,先后参与了胡玲教授和王洪琦教授主持的国家自然科学基金课题和广东省自然科学基金课题多项;参编《胃癌历代方剂集萃》,发表《劳绍贤治疗慢性胃病经验》《HSP70、NF-κB 在慢性胃病脾胃湿热证中正邪作用的探讨》《慢性胃炎脾胃湿热证与核因子-κB mRNA、热休克蛋白 70 mRNA 关系的研究》《汗的来源及其机理探析》《脾胃关系解析》《阴火本义探析》等论文 10 余篇。2008年起就职于北京市中西医结合医院,从事消化内镜及中西医结合呼吸消化临床工作。

十九、杨胜兰

杨胜兰,女,湖北人,医学博士,教授、主任医师、博士生导师;现任华中科技大学同济医学院附属协和医院中医科副主任,全国第四批名老中医学术经验继承人;兼任《中国中西医结合消化杂志》主编,中国中西医结合学会消化系统疾病专业委员会常委,中华中医药学会全国脾胃病专业委员会常委,湖北省中西医结合学会消化系统疾病专业委员会副主任委员,武汉市中医药学会肝病专业委员会主任委员;2013年起师从于全国著名老中医专家和岭南名医劳绍贤教授,主要从事脾胃虚实病证辨证论治研究;主持 2 项国家自然科学基金及 7 项省部级科研课题,2011年获"首届中西医结合优秀青年贡献奖",2013年获湖北省科技进步二等奖 1 项,发表论文 40 余篇。

二十、陈瑞芳

陈瑞芳,女,广东潮州市人,主任中医师、教授,中医消化内科学硕士研究生导师;2012 年 8 月通过考核被确定为"国家中医药管理局第三批中医优秀临床人才"研修项目学员,并开始跟师全国名老中医专家劳绍贤教授,深受其从脾胃"治未病"学术观点的影响;现为广州中医药大学第一附属医院治未病科主任、国家中医药管理局十二五重点培育学科中医预防医学学科带头人和中医药文化科普巡讲团专家成员。1987 年毕业于广州中医药大学医疗系,毕业后留校从事临床和教学工作 20 余年,致力于中医"治未病"工作推广和中医预防保健、中医健康教育、中医养生与中医"治未病"研究,曾先后参与国家级课题 2 项,主持省级课题 3 项。兼任中华医学会亚健康学会委员,广东省中西医结合学会治未病专业委员会主任委员,广东省健康管理学会健康体检管理专业委员会副主任委员,广东省医学会体检医学分会副主任委员和广东省中医药学会慢病管理专业委员会副主任委员。多年来努力向大众推广中医"治未病"思想,是广州电视台及广东新闻台健康节目特约嘉宾,常到广东各地传授中医养生文化,深受广大群众欢迎。

二十一、张志敏

张志敏,女,医学博士,主任中医师、硕士研究生导师;现任广州医科大学附属第一医院中医科主任、中医教研室主任及中西医临床医学系副主任,主要从事中医药脾胃病的临床以及从脾胃论治疑难病症的研究。兼任广东省中医药学会理事、广东省传统医学会副会长、广东省脑心同治专业委员会副主任委员以及广东省中西医结合脾胃消化专业委员会秘书。于 2011 年顺利通过考核被确定"第二届优秀中医临床人才研修班"学员,有幸在广州中医药大学和广州市卫生局等多方联系和帮助下,于 2012 年 5 月开始正式跟师劳绍贤教授,每周一次门诊,并对跟师医案进行总结,深入探讨劳绍贤教授治脾胃之学术思想和特色。跟师期间先后中标国家自然科学基金项目和广东省教育厅教学改革重点项目各 1 项共 2 项,发表学术论文 5 篇,其中 SCI 收录 1 篇。2012 年 8 月通过考核被确定为"国家中医药管理局第三批中医优秀临床人才"研修项目学员。通过对劳绍贤教授治疗岭南地区脾胃病湿热证理论的系统学习,深入理解并进一步将劳绍贤教授治疗经验在临床不断有效应用,使得其在临证疗效日增,影响也不断扩大。

二十二、彭林

彭林,男,副主任中医师,中山市中医院肛肠科主任;1993 年毕业于广州中医学院中医系,2004—2006 年参加广州中医药大学在职研究生班学习结业,2009—2012 年参加中山市优秀中医临床人才研修项目,跟师劳绍贤教授,结业考核优秀。工作中积极把名老中医经验转化为临床应用,总结劳绍贤教授临床经验,发表《劳绍贤教授治疗脾胃湿热证肠易激综合征经验》《清浊安中汤治疗脾胃湿热证肠易激综合征 132 例》论文 2 篇。从事中医肛肠病临床工作20 年,主要研究方向是中医宏观辨证结合结肠镜下微观辨证治疗大肠疾病及中药预防大肠腺瘤的复发;主持中山市科技局课题中医宏观辨证结合结肠镜下微观辨证治疗脾气虚泄泻型慢性结肠炎的研究及桂枝茯苓丸加味预防结直肠腺瘤术后再发的临床研究。

二十三、骆云丰

骆云丰,男,副主任中医师,就职于福建中医药大学附属第二人民医院脾胃病科,为第三届"国医大师"杨春波传承工作室负责人、嫡传弟子,中华中医药学会脾胃病分会第三届青年委员会副主任委员、福建省中医药学会中医经典分会副主任委员。2019 年 5 月起由杨春波教授引荐跟师全国著名老中医专家和岭南名中医劳绍贤教授。骆云丰为第八届全国高等中医药院校优秀青年以及第三届全国中医院校青年教师教学比赛二等奖获得者;参与国家科技攻关、国家自然科学基金课题各 1 项;主持福建省卫生厅科研课题 3 项;发表论文 10 余篇,参编专著 3 部。

附录:劳绍贤教授培养的博士、硕士研究生及临床跟师人员名录

一、硕士研究生(24名)

1985级(1985—1988):黄可儿、卞慧敏(协助王建华教授指导);黄贤樟(协助陶志达教授指导)

1987级(1987—1990):赵瞻元、周小平、张 丹、李 健

1988级(1988—1991):黄 萍、黄 玲(与王建华教授共同指导);秦 川

1989级(1989—1992):胡质毅、程学仁

1990级(1990—1993):余幼鸣

1993级(1993—1996):詹 锋

1994级(1994—1997):李世英

1996级(1996—1999):欧阳宏

1997级(1997—2000):张向菊

2000级(2000—2003):林文良

2003级(2003—2006):刘东辉、徐弦桓

2006级(2006—2009):庄高福

2007级(2007—2010):罗文佑、陈韵如

2008级(2008—2011):刘昭劲

二、博士研究生(25名)

1995级(1995—1998):胡 玲

1996级(1996—1999):唐纯志

1997级(1997—2000):冯春霞

1998级(1998—2001):常 东

1999级(1999—2002):欧阳宏

2000级(2000—2003):张诗军、傅肖岩、周　正

2001级(2001—2004):吕冠华、陈更新、江月斐

2002级(2002—2005):韦　嵩、陈晓刚

2003级(2003—2006):马剑颖、梅武轩、李合国

2004级(2004—2007):林　坚

2005级(2005—2008):杨俭勤、崔娜娟、郑薇薇

2006级(2006—2009):徐弦桓、邢海伦

2007级(2007—2010):李贺元、胡　斌

2008级(2008—2011):程　明(与周福生教授共同指导)

三、跟师人员(25名)

1. **正高人员**　华中科技大学同济医学院附属协和医院杨胜兰教授;广州中医药大学第一附属医院陈瑞芳主任中医师;广州医科大学第一附属医院张志敏教授;云南省中医院姜丽娟主中任医师;广州中医药大学第一附属医院脾胃病科佘世锋、樊冬梅主任中医师;辽宁省鞍山市中医院邱红主任中医师;江西省人民医院张季林主任医师。

2. **副高人员**　中山市中医院彭林、郑少康副主任中医师;广东药学院门诊部刘美珍副主任医师;福建中医药大学附属第二人民医院骆云丰副主任医师。

3. **中级人员**　广州中医药大学第一附属医院脾胃病科庄昆海主治医师;惠州人民医院中医科李映姗主治医师;厦门市第二医院高全达主治医师;福建中医药大学附属人民医院林国清主治医师;厦门市中医院脾胃科涂志红主治医师;肇庆市第一人民医院黄富娟主治医师;山西省晋城晋普山医院范宝林主治医师。

4. **初级人员**　解放军188医院陈彦瑾医师;中山市中医院陈慧医师;黄埔区红十字会医院陈敏医师;番禺中心医院中医科文慧华医师;深圳市龙岗区第二人民医院张远杰医师;广州市新海医院罗力医师。